AF558484

ATEMTECHNIKEN

ATMEN SIE SICH FREI & GESUND

Wie Sie durch effektive Atemübungen dauerhaft Stress bewältigen und Gelassenheit lernen - Der Schlüssel zu mehr Lebensqualität und Gesundheit

INHALT

Einleitung

In diesem Buch erfahren Sie, wie wichtig die richtige Atmung tatsächlich ist. Durch die Atmung wird nicht nur die Lunge mit Sauerstoff gespeist, sondern der Stauerstoff gelangt über das Blut in die Zellen, wo wichtige Stoffwechselvorgänge durchgeführt werden. Doch auch für Ihren Körper im Allgemeinen und für Ihre Psyche ist eine ausreichende Sauerstoffversorgung extrem wichtig. Durch Stress oder andere Beschwerden kann es jedoch sein, dass Sie sich über die Zeit eine falsche Atmung angeeignet haben, sodass die richtige Atmung und damit auch der ausreichende Sauerstoffgehalt nicht mehr erreicht wird.

Die Folgen können weitere körperliche und auch psychische Probleme sein. Mit Hilfe dieses Buches erfahren Sie, wie Sie zurück zu einer normalen Atmung gelangen können und wie Sie es schaffen, Ihren Körper mit der maximalen Sauerstoffzufuhr zu versorgen. Die verschiedenen Atemtechniken und Atemübungen helfen Ihnen somit, falsche Atemgewohnheiten abzulegen und wieder zu der richtigen Atmung zu gelangen. Doch auch wirkt sich die richtige Atemtechnik allgemein positiv auf Ihr Gemüt aus. Sie werden entspannter und gelassener. Sie können sich hiermit eine richtige Auszeit in der sonst stressigen Zeit gönnen. Verschiedene Möglichkeiten, wie die progressive Muskelentspannung nach Jacobsen oder aber auch Achtsamkeitsübungen, Yoga und sogar Tai-Chi können Ihnen helfen, Ihr Entspannungslevel noch weiter zu fördern. So können Sie ein besseres Stressmanagement erreichen. Vor allem die yogischen Atemmeditationen sowie die Pranayamas sind immer wieder Bestandteil von wissenschaftlichen Studien.

In diesen Studien wurde bekannt, dass die verschiedenen Atemtechniken sich nur positiv auf Sie auswirken. In diesem Buch werden Ihnen zahlreiche Atemtechniken und Atemübungen sowie die dazugehörigen Anleitungen beschrieben, sodass Sie gleich von zu Hause aus damit anfangen können. Das Beste hieran ist, dass Sie diese Techniken einfach von zu Hause aus erlernen können und nicht für einen Lehrer, der Ihnen erklärt, wie es geht, Geld ausgeben müssen. Am Anfang kann es natürlich sein, dass Sie die eine oder andere Atemübung noch nicht in Perfektion hinbekommen. Doch nach einigen Durchführungen werden Sie merken, dass es Ihnen immer leichter fallen wird.

Das Atmen

Das Atmen gehört zu den Automatismen Ihres Körpers. Hierauf haben Sie keinen direkten Einfluss und doch können Sie es direkt und bewusst steuern. Sie können Ihr Atmen durch bestimmte Atemtechniken verändern, doch sollte die Luft knapp werden, wird der Körper reflexartig einatmen, um die Lungen wieder mit Luft zu füllen. Selbst Säuglinge atmen von Anfang an richtig. Erst später können sich falsche Atemgewohnheiten einschleichen. Immer dann, wenn es Probleme mit der Atmung gibt, sei es durch eine Vorerkrankung oder eben durch eine schlechte Angewohnheit, sollten Sie das richtige Atmen wieder lernen. So können Sie zu den gesunden Atemtechniken zurückfinden. Pro Tag atmen Sie ungefähr 20.000 Mal ein und wieder aus. Das sind auf das gesamte Jahr gesehen mehr als sieben Millionen Atemzüge. Mit der richtigen Atemtechnik können Sie es schaffen, Ihre Atmung in bestimmter Form zu verbessern und bewusst zu steuern. Diese Steuerung der Atmung kann sich positiv auf Sie auswirken, indem sie das Wohlbefinden steigert, Stress verringert oder diesem entgegengewirkt.

Ebenso können Sie mit Hilfe der richtigen Atmung besser schlafen oder allgemein eine bessere Lebensqualität erlangen. Eine dauerhaft falsche Atmung kann sich hingegen negativ auf den gesamten Körper auswirken. Das Atmen gehört - wie der Herzschlag - zu den wichtigsten Handlungen und Vorgehensweisen Ihres Körpers. Ohne die Atmung wären Sie nicht in der Lage zu sprechen, geschweige denn irgendeine Handlung durchzuführen. Doch in der heutigen Zeit stehen fast alle unter permanentem Stress. Sei es bei der Arbeit oder privat. Das ständige Sitzen und das viele Grübeln wirken sich negativ auf die Atmung aus. Es führt dazu, dass Sie flach atmen oder auch mal die Luft anhalten. Dieses Luftanhalten stört letztlich auch den Ablauf des Atmungssystems. Es hat die Bildung von Kohlendioxid zur Folge, welches das Nervensystem belastet. Atmen Sie dann auf falsche Art und Weise ein, können gewisse Gefühlszustände ausgelöst werden. Auch körperliches

Unwohlsein kann die Folge sein. Es endet letztlich in einer Art Teufelskreis. Dadurch können sich vor allem Ängste und Panikattacken, aber auch Depressionen noch verstärken. Als Grundlage für alle Atemtechniken dient die bewusste Wahrnehmung der Atmung. Beginnen Sie also in Ihrem Alltag bewusster auf Ihre Atmung zu achten. Atmen Sie eher per Zwerchfellatmung oder eher per Brustatmung? Sobald Sie gelernt haben, wie die Atemtechniken zu unterscheiden sind, können Sie auch im Alltag bewusster Ihre Atmung gestalten und die Vorteile hierdurch für sich nutzen.

Gesundheitliche Auswirkungen durch eine falsche Atmung

Lange hielt sich die Meinung, dass, solange geatmet wird, auch in ausreichender Form Sauerstoff aufgenommen und anschließend auch verwertet wird. Durch neue Erkenntnisse ist allerdings bekannt, dass der Atmungsapparat und dessen Funktion, sowie die Sauerstoffaufnahme und die Sauerstoffverwertung der einzelnen Zellen, durch viele unterschiedliche Einflüsse gestört werden können. Durch die Entstehung der Zivilisation und der immer voranschreitenden Technik und den allgemeinen Anforderungen an jeden Einzelnen, sowie die immer schlechter werdenden Lebens- und Essensgewohnheiten, kamen auf das Individuum immer mehr Belastungen zu - seien es körperliche oder auch psychische Belastungen, welche ebenso durch permanenten Stress, Hetze oder Angst und Sorgen entstehen können.

Diese Belastungen führen letzten Endes zur Störung sowie zu einer Abflachung der äußeren Atmung. Es folgt hierdurch die gestörte Sauerstoffaufnahme und Sauerstoffverwertung der Zellen, was wiederum dazu führt, dass der Organismus in einen Sauerstoffmangel gerät. Normalerweise geschieht der zelluläre Sauerstoffwechselprozess in Verbindung mit bestimmten Atmungsenzymen. Diese Atmungsenzyme aktivieren bzw. ionisieren den Sauerstoff, da es diesem nur in der ionisierten Form möglich ist, in die Oxydations- und Verbrennungsvorgänge einzutreten. Aufgrund der hohen Umweltbelastung und Luftverschmutzung, sowie den damit einhergehenden Gifteinwirkungen auf den Organismus, entsteht eine Schädigung der empfindlichen und wichtigen Atmungsenzyme. Hierdurch wird eine Unterbrechung oder eine Drosselung des Prozesses des Sauerstoffwechsels begünstigt. Diese biologische Grundstörung des fehlerhaften Sauerstoffwechsels ist der

Hauptfaktor für alle weiteren körperlichen Störungen, die sich entwickeln können. Durch solch eine Störung der Sauerstoffverwertung, können auch im Allgemeinen die sogenannten funktionellen Störungen der verschiedenen Systeme und auch Organe entstehen. Besteht das Problem der schlechten Sauerstoffverwertung über einen längeren Zeitraum oder gar dauerhaft, entwickelt sich aus der einst vorübergehenden Störung ein dauerhaftes Problem. Es entstehen organische Schäden und die daraus resultierenden organischen Erkrankungen. Es ist mittlerweile bekannt, dass ein chronischer Sauerstoffmangel die Ursache für viele seelische und körperliche Beschwerden und auch Krankheiten ist. Diese treten in der Regel ab der zweiten Lebenshälfte auf. Doch welche Atmung ist denn nun die Richtige? Die meisten Menschen atmen per Brustatmung, wodurch die Bauchmuskeln dauerhaft leicht angespannt sind. Mit dieser Atmung atmen Sie dauerhaft auf Sparflamme. Doch auch die reine Bauchatmung ist nicht die ideale Atmung, denn auch hier bekommen Sie weniger Luft als mit der Vollatmung. Die Vollatmung ist demnach die beste Atmung, für die meiste Sauerstoffaufnahme und für das größte Lungenvolumen.

Doch nicht nur die richtige Atmung ist wichtig. Damit Sie Ihren Sauerstoffhaushalt gesund und ausreichend hochhalten, ist die tägliche Bewegung im Freien, am besten bei Sonnenschein über einen Zeitraum von zwei Stunden, der erste Schritt. Natürlich sollten die Bewegung und Aktivitäten, die Sie ausüben, an Ihren individuellen körperlichen Zustand angepasst werden. Am geeignetsten sind vor allem entspannte Spaziergänge im Wald oder an einem See, an dem Sie Ihre Seele baumeln lassen können und die frische Luft Ihre Lungen fluten kann. Doch auch Fahrradfahren oder Schwimmen ist eine gute Möglichkeit. Das Wichtigste hierbei ist, dass Sie auf eine ruhige innere Haltung achten. Denn je ruhiger diese ist, desto entspannter sind Sie und desto besser sind der Erfolg und die Sauerstoffaufnahme. Achten Sie zudem auf eine ausreichende Flüssigkeitszufuhr. Diese sollte bei 1,5 bis 2 Litern pro Tag liegen. Am besten ist hier Wasser.

FALSCHATMUNG – HOCHATMUNG

Diese falsche Atemvariante ist sehr weit verbreitet. Wie der Name schon sagt, wird bei der Hochatmung der Brustkorb durch die Halsmuskeln bei jedem einzelnen Atemzug nach oben gezogen. Diese Hochatmung kann man sehr gut an den verspannten Halsmuskeln und dem Hochziehen der Schultern erkennen. Dieses Hochziehen der Schultern geschieht, weil sich durch diese Fehlatmung die Lunge nicht vernünftig im Brustkorb, im Bauch und im Rücken ausdehnen kann. Ihr bleibt also nur der Weg nach oben, welches schließlich durch das Hochziehen, anstatt des Weitens des Brustkorbes, geschieht. Bei den Menschen, die sich diese Fehlatmung angewöhnt haben, hört man häufiger eine Art "Seufzeratmung". Auch treten immer wieder tiefe Atemzüge auf, die wie zwischengeschaltet wirken. Dies wird dann auch die forcierte Hochatmung genannt.

FALSCHATMUNG – PARADOXE ATMUNG

Bei der paradoxen Atmung handelt es sich um eine Atemstörung, die tatsächlich paradox erscheint. Hier wird bei der Atmung der Bauch eingezogen, anstatt herausgelassen. Sie atmen demnach genau umgekehrt. Es folgt die logische Konsequenz: Die Lunge kann sich bei so einer Atmung kaum ausdehnen, da der Bauch durch das Hereinziehen die größte Ausdehnungsmöglichkeit verhindert. Es folgt also eine nur geringe Luftaufnahme. In den meisten Fällen ist dies den Personen, die diese Form der Fehlatmung haben, gar nicht bewusst. Von außen betrachtet, fällt diese Fehlatmung gar nicht so recht auf. Erst wenn die Person sich gerade hinstellt oder hinsetzt, sieht man, wie der Bauch sich hereinzieht, sobald eingeatmet wird.

DIE FIXIERTE AUSATMUNG

Durch eine Verspannung der Ausatemmuskulatur kommt es nicht selten zu einer fixierten Ausatmung. Hierbei befinden sich die Ausatemmuskeln in einer Dauerkontraktion und können sich so nicht gänzlich entspannen, wenn es normalerweise der Fall sein sollte. In den meisten Fällen sind hier die

Bauchmuskeln oder genauer gesagt das Bindegewebe und die Faszien auf den Bauchmuskeln verspannt. Gehören auch Sie zu den Menschen mit einer fixierten Ausatmung, befinden sich Ihre Atemmuskeln in dem dauerhaften Zustand der Ausatmung. Hierdurch wird die Einatmung sehr erschwert. Dies kommt vor allem bei den Menschen vor, die eine vorgebeugte Körperhaltung haben. Bedauerlicherweise ist diese Fehlatmung sehr weit verbreitet und das vor allem in den Industriegesellschaften. Stress ist hier das Stichwort. Durch den chronischen Stress reagieren alle Muskeln mit einer Anspannung - vor allem die Bauchmuskeln. Allerdings kann auch das Schönheitsideal eines flachen Bauches bewirken, dass sich die Stellung der Ausatemmuskeln verändert und chronisch so fixiert. Durch so eine dauerhafte Fehlatmung, bei der dauerhaft zu wenig Luft eingeatmet werden kann, wird nicht selten die Stimmung negativ beeinflusst. Auch Depressionen sind nicht selten mit dieser Falschatmung verbunden.

DIE FIXIERTE EINATMUNG

Ähnlich wie bei der fixierten Ausatemmuskulatur, gibt es auch Personen, die eine fixierte Einatemmuskulatur besitzen. Diesen Menschen fällt es vor allem schwer, richtig auszuatmen, wie es zum Beispiel auch bei Asthmatikern der Fall ist. Erkennen können Sie eine fixierte Einatemmuskulatur an einem wie aufgebläht wirkendem Brustkorb, der sich jedoch beim Einatmen kaum merklich bewegt. Um vernünftig einatmen zu können, muss man als erstes richtig ausatmen. Andernfalls bekommt man auch, wie es bei der fixierten Ausatmung der Fall ist, zu wenig Luft. Es kommt allerdings auch vor, dass sowohl ein Teil der Einatemmuskulatur und ein Teil der Ausatemmuskulatur verspannt sind. Gewissermaßen ist es allerdings egal, ob die Einatem-, die Ausatemmuskulatur oder beide betroffen sind. Denn immer dann, wenn der Antagonist, also der Gegenspieler, verspannt ist, ist die gesamte Muskelfunktion eingeschränkt. In diesem Falle die Atemmuskulatur. Sie können es an sich selbst einmal probieren. Wenn Sie forciert ausatmen und Ihre Muskeln bleiben in der vorherigen Position, können Sie davon ausgehen, dass sowohl die Einatem- als auch die Ausatemmuskulatur fixiert sind und somit auch die Ein- und Ausatmung nur noch reduziert möglich sind. Atmen Sie forciert ein und blasen Sie Ihren Brustkorb hierbei auf und belassen ihn anschließend so „aufgeblasen", schränken Sie hiermit Ihr Atemvolumen deutlich ein. Sie bekommen also trotz der permanent fixierten Einatemstellung zu wenig Luft.

Die richtige Atmung für eine gute Gesundheit

Über den Automatismus der Atmung denken die Wenigsten wirklich nach. Und doch ist sie überlebenswichtig. Durch die Atmung gelangt Luft in die Lunge und versorgt Sie mit Sauerstoff. Ebenso stößt die Lunge die verbrauchte Luft über Ihre Atemwege wieder aus. Durch die bewusste Atmung in Kombination mit bestimmten Atemtechniken und Übungen können Sie es schaffen, Ihren Körper und auch Ihren Geist positiv zu beeinflussen. Bei gewissen Krankheiten kann es die Symptome lindern oder bei der Heilung unterstützen. Doch den meisten Menschen ist nicht bewusst, dass sie auf ihre Atmung bewusst Einfluss nehmen können. Während des normalen Alltags wird lediglich ein kleiner Anteil des Atemvolumens tatsächlich benutzt.

Die Atmung ist also recht flach und die 6 Liter Atemvolumen eines gesunden Erwachsenen werden meistens nicht erreicht. Vor allem Stress ist einer der Hauptgründe, weshalb die Atmung flach ausfällt und nicht genügend Sauerstoff in das Blut aufgenommen wird. Damit der gesamte Körper jedoch mit ausreichend viel Sauerstoff versorgt wird und Sie psychisch und auch physisch gesund bleiben, ist eine gesunde und gute Atmung notwendig. Eine zu flache und zu kurze Atmung begünstigt Konzentrationsstörungen, Verspannungen und Kraftlosigkeit, sowie Bluthochdruck. Der Blutdruck muss also angepasst werden, um ausreichend viel Sauerstoff aus dem Blut zu den einzelnen Organen und Zellen zu transportieren. Außerdem werden durch die korrekte Atmung und die ausreichende Menge an Sauerstoff die Zellen gestärkt. Diese können besser arbeiten, der Blutdruck senkt sich wieder ab und der Stoffwechsel wird angeregt. Außerdem können Sie es schaffen, durch die richtige Atmung stressbedingte Krankheiten oder Beschwerden zu verringern und sich besser zu entspannen. Die Wichtigkeit der Atmung ist schon seit mehreren tausend Jahren bekannt, doch heute leider immer mehr in

Vergessenheit geraten. So hat man sich bereits vor 3000 Jahren, im alten Indien, mit unterschiedlichen Atemtechniken beschäftigt. Seither sind die Atmung bzw. die Atemübungen eines der wichtigsten Bausteine beim Yoga. Dort werden sie Pranayama genannt. Schon früher waren die alten Meister sich darüber bewusst, wie wichtig die Atmung ist und wie man durch die richtige Atmung den eigenen Gemütszustand positiv verändern kann.

Die Beeinflussung des Gehirns durch die Atmung

Das vegetative Nervensystem steuert Ihre Atmung und das völlig automatisch. Zumindest solange Sie sich nicht auf Ihre Atmung konzentrieren. Die Tatsache, dass man auf diese Funktion des vegetativen Nervensystems einen gewissen Einfluss hat, ist besonders. Wenn Sie wollen, können Sie Ihren Atem verändern. Dies geht bei allen anderen Funktionen des vegetativen Nervensystems nicht. Hieran lässt sich bereits erkennen, dass es ein gewisses Zusammenspiel zwischen dem Gehirn und der Atmung gibt.

Durch Ihre Gedanken wird Ihr Atemfluss gesteuert. Andersherum funktioniert es allerdings auch. Eine bewusste Atmung, aber auch eine falsche Atmung, besitzen beide einen Einfluss und einen Effekt auf die Gehirnleistung. Atmen Sie ein, wird die Luft über die Atemwege direkt in die Lunge transportiert. In der Lunge angekommen, beginnt der Gasaustausch. Die Alveolen, also die Lungenbläschen, nehmen den Sauerstoff im Blut auf und geben das Kohlenstoffdioxid aus dem Blut an die Luft wieder ab. Diese wird dann beim Ausatmen wieder freigesetzt. Je tiefer Sie einatmen, desto mehr Sauerstoff gelangt auch in das Blut. Andersherum funktioniert es ebenso. Atmen Sie besonders kräftig aus, wird auch umso mehr Kohlenstoffdioxid aus dem Körper abtransportiert und in der Luft freigesetzt. Im Rahmen einer Untersuchung der University College London wurde festgestellt, dass die Atmung von den sternförmigen Zellen des Gehirns, den Astrozyten, gesteuert wird. Außerdem wurde festgestellt, dass genau diese Astrozyten, sobald der CO2-Gehalt im Blut zu hoch ist, aktiv werden und ebenso den sehr wichtigen Energieträger für die Zellatmung ATP – Adenosintriphosphat – anregen.

Das bedeutet, dass sobald Sie einer Aktivität nachgehen und hierdurch zu wenig Sauerstoff aufnehmen oder eben auch zu wenig CO2 ausatmen, Ihr Gehirn reagiert und bestimmte Signale aussendet. Diese Signale führen dazu, dass Ihre Atmung angekurbelt und so die Sauerstoffzufuhr entsprechend angepasst wird. Sollten Sie selbst schon Atemübungen regelmäßig und korrekt durchführen, wissen Sie von den positiven Eigenschaften. Doch nun ist es auch wissenschaftlich belegt. Das Einatmen verbessert die Gehirnleistung. Sobald Sie einatmen, werden in Ihrem Gehirn Neuronen aktiv. Diese Neuronen sind unter anderem für die Verarbeitung von Emotionen und Erinnerungen zuständig. Hinzu kommt, dass sich Dinge besser gemerkt werden können, wenn Sie einatmen und nicht, wenn Sie ausatmen. Da bekommt der Spruch, dass man Wissen in sich aufsaugen kann, gleich eine ganz andere Bedeutung! Bei Angst oder Panikattacken ist eine beschleunigte Atmung ganz normal. Begründet ist diese schnelle Atmung durch die Tatsache, dass sich der Körper auf die potenzielle „Gefahr“ einstellen muss. Durch diese beschleunigte Atmung kann der Körper nun seine Gehirnleistung pushen, sodass man in solchen Situationen besser reagieren kann. Ein weiterer sehr interessanter Fakt ist, dass das Seufzen ein ganz normaler und doch lebensnotwendiger Reflex ist. Bei einem Seufzer, aus welchen Grund auch immer, werden die Alveolen wieder aktiviert, die bei dem ganz normalen Atemvorgang immer mehr in sich zusammensacken.

Gehören Sie auch zu den Menschen, die morgens noch topfit sind und am Morgen die größte Konzentration des Tages haben? Wenn ja, liegt es daran, dass Sie im Laufe des Tages nicht mehr ausreichend Sauerstoff tanken und so Ihr Gehirn nicht mehr ausreichend damit versorgt ist. Bestimmte Atemübungen oder ein Spaziergang an der frischen Luft bringen hier Abhilfe. Für die Steigerung der kognitiven Fähigkeiten lohnt es sich allerdings bestimmte Atemübungen in Ihren Alltag zu integrieren. Liegt Ihr Fokus auf der Optimierung Ihrer Atmung, werden Sie merken, dass sich durch die gezielten Übungen schnell Fortschritte in Ihrer mentalen Leistungsfähigkeit bemerkbar machen. Die nachfolgenden Atemtechniken dienen dazu, dass Sie Ihre Konzentrationsfähigkeit und auch Ihre Energie steigern können.

Erkrankungen der Atemwege

Nicht nur eine falsch angewöhnte Atmung, sondern auch Erkrankungen der Atemwege bzw. des Atmungstraktes, können Ihnen das Leben erschweren. Während die Symptome und Beschwerden bei einer Erkältung eher mild sind, gibt es auch Infekte und Erkrankungen, die deutlich schwerwiegender in ihren jeweiligen Symptomen sind und Ihr Leben deutlich einschränken. Nachfolgend lesen Sie das Wichtigste zu den genannten Erkrankungen. Auch hier können bestimmte Atemtechniken Linderung verschaffen. Eines vorweg: Sollten Sie an einer dieser Erkrankungen leiden, besprechen Sie bitte unbedingt mit Ihrem behandelnden Arzt welche Atemtechnik für Sie die Richtige ist. Ihr Arzt kann Ihnen dann während des weiteren Verlaufs beratend und unterstützend zur Seite stehen.

ASTHMA BRONCHIALE

Leidet jemand unter Asthma bronchiale reagieren dessen Atemwege überempfindlich auf bestimmte Reize. Diese Reize können sowohl Allergene, Kälte als auch Anstrengung sein. Doch auch Rauch und bestimmte Reize, denen man bei der Arbeit ausgesetzt ist, können asthmatische Probleme hervorrufen. Es folgt schließlich eine Verkrampfung der Bronchien. Schnell gerät der Betroffene in Atemnot und leidet unter Erstickungsgefühlen. Tatsächlich ist rund jedes zehnte Kind hiervon betroffen. So stellt Asthma bronchiale eine der häufigsten Atemwegserkrankungen dar. Etwa vier bis fünf Prozent der Erwachsenen leiden in Deutschland an asthmatischen Erkrankungen. Abgeleitet aus dem Griechischen, bedeutet das Wort Asthma so viel wie Keuchen. Doch Asthma ist nicht gleich Asthma. Es gibt viele verschiedenen Formen, deren Ursachen ebenso verschieden sind. Allerdings ist trotz der verschiedenen Ursachen die asthmatische Reaktion gleich. Diese kann - wie schon erwähnt - durch Anstrengung, aber auch Infektionen der Atemwege, kalte Luft, Küchendünste, Mehl, Parfüm und natürlich Rauch, entstehen. Im Grunde sind dies alles Dinge, die das Bronchialsystem reizen. Die wichtigsten Formen sind Folgende:

Das **allergische bzw. das extrinsische Asthma**, welches durch bestimmte äußere Reize ausgelöst wird und genetisch bedingt ist. Diese Form beginnt meist schon im Kindesalter.

Das **nicht-allergische, also intrinsische Asthma** wird hervorgerufen durch bestimmte virale Infekte oder aber auch durch bestimmte Substanzen, die meist in beruflichem Zusammenhang stehen.

Das **gemischtförmige Asthma** wiederum ist eine gemischte Form der beiden vorherigen Asthmatypen.

Berufsbedingtes Asthma entsteht durch den täglichen Umgang mit potenziellen Allergenen. Dies kann beispielsweise die Mehlstauballergie bei den Bäckern, bei Friseuren eine Pflegemittelallergie oder beim Tischler die Holzstauballergie sein, die asthmatische Reaktionen hervorrufen und die Arbeit deutlich einschränken.

Eine weitere Asthmaform stellt das **Belastungsasthma** dar. Die Beschwerden bei dieser Asthmaform treten hauptsächlich bei Belastung, wie zum Beispiel Sport, auf. Auch trockene und kalte Luft sind bei dieser Form sehr belastend und unterstützen die Beschwerden.

Die letzte Form, die hier genannt wird, ist die **Asthmaform mit Übergang zur COPD**. Diese Asthmaform kann zu einer chronischen Bronchitis führen. Diese chronische Bronchitis führt wiederum, wenn sie nicht behandelt wird, zu COPD.

Die Symptome bei den unterschiedlichen Asthmaformen sind zum einen die erschwerte Atmung, bei der es sich so anfühlt, als würden Sie durch einen Strohhalm atmen. Doch auch Atemgeräusche wie ein Giemen oder Brummen, welches teilweise auch mit dem Stethoskop zu hören ist, anfallsartige und starke Atemnot und Husten, zählen zu den Symptomen. Behandelt werden die verschiedenen Asthmaformen sehr individuell. Allerdings sind vor allem Entzündungshemmer und Bronchialdilatatoren das Mittel der Wahl. Auch bestimmte Atemtechniken, sowie Immuntherapien, können hier helfen und Linderung verschaffen.

CHRONISCHE BRONCHITIS

In Deutschland leiden schätzungsweise 10 bis 15 Prozent der Menschen an einer chronischen Bronchitis und ungefähr jeder zweite Raucher über 40 Jahren. Wie der Name bereits sagt, sind bei einer chronischen Bronchitis die Bronchien chronisch entzündet. Nicht zu verwechseln ist die chronische Bronchitis jedoch mit einer akuten Bronchitis. Bei der akuten Form dauert die Erkrankung lediglich ca. zwei Wochen. Um die Diagnose der chronischen Bronchitis zu stellen, muss der Krankheitsverlauf für mindestens drei Monate und in zwei aufeinanderfolgenden Jahren, bestehen. Außerdem haben die Betroffenen hier über den gesamten Zeitraum produktiven Husten. Das Fatale bei der chronischen Bronchitis ist, dass sie sich unbehandelt zu COPD, ein Lungenemphysem, also die Zerstörung der Lungenbläschen mit einer Überblähung der Lunge oder aber auch zu einer Rechtsherzschwäche, entwickeln kann. Sie sehen also, die Behandlung ist unabdingbar und sollte nicht auf die leichte Schulter genommen werden. Als häufigste Ursache lässt sich das Rauchen nennen.

Doch auch bestimmte chemische Reize können diese Erkrankung begünstigen. Als Leitsymptom gilt das häufige Husten, welches in erster Linie am Morgen auftritt. Sobald jemand an dieser Erkrankung leidet, sollten alle Ursachen und begünstigende Faktoren der chronischen Bronchitis vermieden werden. Dies wären chemische Reizstoffe wie Ammoniak, Cadmium, Silikate aber auch Staub und Rauch. Als Therapie dienen neben der Vermeidung der Ursachen, bestimmte Antibiotika, Schleimlöser, je nach Ausprägung der Erkrankung Kortison oder Theophyllin oder Beta-2-Sympathomimetika. Haben die Betroffenen es geschafft mit dem Rauchen aufzuhören, verbessert sich der Raucherhusten bereits nach vier bis sechs Wochen. Daher sollte ein dauerhafter Verzicht auf Zigaretten und Co. angestrebt werden. Wird die chronische Bronchitis rechtzeitig erkannt und die entsprechenden Maßnahmen wurden ergriffen, kann sie sogar wieder vollständig geheilt werden - vor allem dann, wenn die Patienten unter 40 Jahren sind.

CHRONISCH OBSTRUKTIVE LUNGENERKRANKUNG – COPD

Die Abkürzung COPD steht für die englische Bezeichnung chronic obstructive pulmonary disease. Von der COPD gibt es in der Regel zwei verschiedene Formen. Diese treten meistens in Kombination miteinander auf, können allerdings auch einzeln bzw. separat voneinander auftreten. Diese wären zum einen das Lungenemphysem und die chronische Bronchitis. Die klassischen Beschwerden beider Erkrankungen sind neben Husten Atemnot sowie eine übermäßige Produktion von Schleim. Bei der krankhaft aufgeblähten Lunge, durch das Lungenemphysem und der chronischen Bronchitis, wird das Lungengewebe angegriffen und zerstört. Das charakteristische Merkmal bei COPD ist jedoch die Obstruktion, also die Verengung bzw. Einengung der Atemwege. Aufgrund des Bronchospasmus, also der Verkrampfung der Bronchialmuskulatur und der Schleimhautanschwellung der Bronchien, sowie die krankheitsbedinge erhöhte Schleimproduktion, wird diese Verengung der Bronchien hervorgerufen. Hierdurch leiden die Betroffenen an teils starken Atemproblemen.

Dieser chronische Krankheitsverlauf bei COPD kann leider nur bedingt aufgehalten werden und ist nicht heilbar. Die bestehenden Symptome können auch nur symptomatisch behandelt werden und auch nur bedingt gelindert werden. Das Erschreckende ist, dass bereits 2018 in den USA COPD die vierthäufigste Todesursache war. Die WHO schätzt, dass schon im Jahr 2020 COPD als dritthäufigste Todesursache anzusehen ist. Als Therapie dienen zum einen bestimmte Medikamente, die für eine Erweiterung der Bronchien sorgen, die Sauerstoffzufuhr durch ein spezielles Sauerstoffgerät und natürlich die Vermeidung von Stoffen, die die Lunge zusätzlich reizen. Auf Rauchen sollte selbstverständlich dauerhaft verzichtet werden.

LUNGENENTZÜNDUNG

Eine Lungenentzündung – Pneumonie – kann man durch ein plötzliches Auftreten von Fieber mit starken Schmerzen in der Brust und deutlich eitrigem Auswurf, sowie Luftnot und Schüttelfrost bei noch jüngeren Patienten, erkennen. Bei älteren jedoch kann die Pneumonie schleichend und unscheinbar verlaufen.

Die klassischen Krankheitssymptome bleiben aus und stattdessen ist eher eine Wesensveränderung, sowie Verwirrtheit und auch eine Sturzneigung zu beobachten. Die Ursachen sind in den meisten Fällen Bakterien (Streptococcus pneumoniae) und Viren aus der Atemluft. Per Tröpfcheninfektion können dann weitere Menschen angesteckt werden. Wie bei den meisten Erkrankungen begünstigt ein schwaches Immunsystem die Entstehung. Zu Komplikationen kann es kommen, wenn der eigentliche Entzündungsherd genau in der Lunge sitzt. Dies kann es zu einer lokalen Ausbreitung führen und das Rippenfell befallen. Außerdem kann es zu einem Lungenabszess kommen, also einer verkapselten Eiteransammlung innerhalb der Lunge. Dies macht sich bemerkbar, wenn trotz Therapie das Fieber nicht sinkt. Eine weitere Komplikation der Lungenentzündung kann in manchen Fällen sogar eine Sepsis, also eine Blutvergiftung, sein. Dies geschieht, wenn zum Beispiel die Erreger direkt in die Blutlaufbahn gelangen. Ist dies der Fall, ist intensivmedizinisches Handeln notwendig. Doch glücklicherweise verläuft eine Pneumonie nicht immer mit Komplikationen und stationärem Aufenthalt im Krankenhaus.

Bei einem normalen Krankheitsverlauf ist Bettruhe und viel trinken angesagt. Fiebersenkende Medikamente und Wadenwickel, ein guter Sauerstoffaustausch innerhalb des Hauses oder des Zimmers, schleimlösende Medikamente, ggf. auch Antibiotika, Rauchverzicht und Atemübungen dienen als Therapie. In manchen Fällen sind auch eine Infusion und eine zusätzliche Sauerstoffversorgung mit Hilfe eines Sauerstoffgeräts notwendig. Um eine Lungenentzündung vorzubeugen, ist ein gutfunktionierendes Immunsystem wichtig. Achten Sie also auf eine gute Vitaminversorgung und ausreichende Bewegung. Alternativ können Sie sich auch gegen Pneumokokken impfen lassen.

KEUCHHUSTEN

Diese Infektionskrankheit wird durch die Bakterien Bordatella pertussis verursacht. Als Übertragungsweg dient für dieses Bakterium die Tröpfcheninfektion. Dieser Erreger ist hochinfektiös und sorgt daher für eine sehr hohe Ansteckungsrate. Die Impfung gegen Keuchhusten bringt leider nur eine begrenzte Immunität. Die ersten Symptome der Erkrankung machen sich ab der ersten oder der zweiten Woche bemerkbar. Charakteristisch für den Keuchhusten sind die drei Stadien, die die Betroffenen durchlaufen. Das erste Stadium catarhale, welches ungefähr ein bis zwei Wochen anhält, führt zu Symptomen, die mit der Grippe leicht zu verwechseln sind. Es treten also Schnupfen und auch Husten auf. Nach diesem Stadium tritt das zweite Stadium ein. Dieses nennt man auch Stadium convulsivum. Dieses hält über einen Zeitraum von vier bis sechs Wochen an und es treten die klassischen anfallsartigen Hustenattacken mit dem charakteristischen Keuchen und auch Luftnot ein. Häufig treten diese Attacken in der Nacht auf. Der Schleim, der ausgehustet oder auch erbrochen wird, ist sehr zäh. Im dritten Stadium decrementi kommt es zum Abklingen der Symptome. Das dritte und letzte Stadium hält über einen Zeitraum von sechs bis zehn Wochen an. Therapiert wird diese Infektionskrankheit mit Antibiotika, allerdings führen diese häufig nur zu einer Verkürzung und einer Schwächung der Symptome, wenn sie rechtzeitig eingesetzt werden. Sie führen leider nicht zum kompletten Abklingen der Krankheit. Ob die Therapie mit Antibiotika sinnvoll ist, kann durch einen Abstrich beim Arzt beurteilt werden.

Schnelle Atemübungen, die in jeden Alltag passen

Die nachfolgenden Atemübungen können Sie überall durchführen. Sei es zu Hause, bei der Arbeit oder auch, wenn Sie unterwegs sind.

ÜBUNG NUMMER 1

Setzen Sie sich hin und schließen Sie Ihre Augen. Alternativ können Sie auch stehen, doch Ihre Augen sollten dennoch geschlossen werden. Atmen Sie nun dreimal ganz tief in Ihren Bauch hinein und wieder aus. Atmen Sie so tief, wie es Ihnen möglich ist. Bei jedem folgenden Atemzug versuchen Sie noch mehr Luft aufzunehmen. Ihr Bauch sollte sich hierbei deutlich ausdehnen. Anschließend nehmen Sie drei tiefe Atemzüge per Brustatmung. Hierbei sollten Sie merken, wie sich Ihr Brustkorb bei jedem Atemzug weitet. Den Wechsel zwischen Bauch- und Brustatmung können Sie beliebig oft durchführen. Anschließend atmen Sie dreimal ganz normal ein und wieder aus.

ÜBUNG NUMMER 2

Versuchen Sie ganz bewusst Ihre Atemzüge intensiver werden zu lassen. Hierbei können Sie immer mitzählen. Sie zählen also beim Einatmen bis vier und beim Ausatmen ebenso. Diese Übung eignet sich vor allem für zwischendurch oder wenn Sie unterwegs sind und von einem Termin zum nächsten hechten. Sind Sie unterwegs, können Sie auch auf das Mitzählen der Sekunden verzichten. Atmen Sie stattdessen für vier Schritte ein und anschließend für vier Schritte wieder aus. Es kann auch sein, dass Ihnen die vier Schritte anfänglich noch zu viel bzw. zu lang sind. Reduzieren Sie es dann auf Ihren Anspruch und versuchen Sie diesen immer weiter auszubauen. Sind Sie fortgeschritten, versuchen Sie bei der Ausatmung etwas länger zu zählen als bei der Einatmung.

Mit der Hilfe von Meditation, Yoga oder Achtsamkeitsübungen können Sie Ihre Atmung noch intensivieren. Hierzu allerdings später mehr.

Vorteile von Atemübungen und deren Auswirkungen

Durch die Ausübung von Atemübungen und Atemtechniken können Sie es schaffen, Ihren Körper so zu entspannen, dass sich dessen Akku wieder auflädt. Schon vor tausenden Jahren war den Yogis bewusst, dass die Atmung mit der Gesundheit verbunden und die Beziehung zwischen diesen beiden Dingen offensichtlich ist. Die von den Yogis entwickelten Atemtechniken nennt man auch Pranayama. Doch auch die buddhistische Achtsamkeitsmeditation des Zens verwendet die Atembeobachtung. Erstaunlicherweise kann bei rund 90 Prozent der Personen mit der richtigen Atemtechnik, der Gemütszustand positiv beeinflusst werden. Die richtige Atemtechnik kann Ihnen also helfen, wieder Energie zu tanken und Ihren inneren Geist zu beruhigen. Doch auch die körperlichen Probleme, die mit einer dauerhaft falschen Atmung einhergehen, können hierdurch ausgeglichen werden. Bestimmte Verspannungen können gelöst werden und Ihr Körper kann seine normalen Vorgänge wieder ausführen, ohne durch die falsche Atmung beeinträchtigt zu werden. Schon bei drei oder vier Atemübungen pro Woche erreichen Sie positive Auswirkungen. Diese bemerken Sie auch schon recht schnell. Hier sind vor allem der ruhigere Schlaf und die veränderte Puls- und Herzfrequenz zu beobachten. Sie werden sich zudem energetischer fühlen und sich besser konzentrieren können, sodass Ihre Aufnahmefähigkeit steigt. Es lohnt sich also für jeden Atemübungen durchzuführen und die positiven Eigenschaften für sich zu nutzen.

Für wen Atemübungen geeignet sind

Grundsätzlich kann man sagen, dass Atemübungen für jeden geeignet sind. Doch vor allem wenn Sie unter ständigem Stress leiden oder andere Erkrankungen oder körperliche Beschwerden haben, können sich die Atemübungen positiv auf Sie auswirken. In erster Linie jedoch eignen sich die Atemtechniken und Übungen vor allem für diejenigen, die unter Atmungsstörungen leiden. Diese Personengruppe profitiert letztlich am meisten. Die Lebensqualität kann durch bestimmte Atemtechniken wieder gesteigert werden. Auch auf den Krankheitsverlauf können bestimmte Atemübungen positiven Einfluss nehmen und zudem die Verfassung des Patienten verbessern. Vor allem bei COPD-Patienten, also Patienten mit einer chronischen obstruktiven Lungenerkrankung, auch chronic obstructive pulmonary disease genannt, wird seitens der Medizin gerne auf Atemübungen gesetzt. Zum einen, um Infektionen der Atemwege auszuschließen und zum anderen, um das Lungenvolumen zu stärken. Doch auch bei Asthma-Patienten oder bei Lungenfibrose und Lähmungserkrankungen können sich die Atemtechniken positiv auswirken. Grundsätzlich gilt aber auch hier, dass Sie unbedingt immer auf Ihren Körper hören sollten. Sollten Sie bei den Atemübungen Schwindel oder Unwohlsein bemerken, machen Sie erstmal eine Pause. Achten Sie auf die korrekte Ausführung, denn eine falsch durchgeführte Atemtechnik kann zu Krämpfen und einer Hyperventilation führen.

Die Phasen der Atmung und wie auch Ihnen die Atemübung gelingt

Die verschiedenen Atemübungen werden in vier Phasen eingeteilt. Mit Beginn der Übung und dem Einatmen wird die erste Phase ausgeführt. Wie lange Sie ein- oder ausatmen hängt immer von der angewandten Atemtechnik und Ihrer eigenen und persönlichen Möglichkeiten ab. Nach der Einatmung wird der Atem über einen kurzen Augenblick angehalten. Das ist die zweite Phase. Diesen Zustand, in dem Sie die Luft anhalten und die Luft in der Lunge gehalten wird, nennt man auch Atemfülle. Als nächsten Schritt und als Phase drei wird entsprechend der Atemübung wieder ausgeatmet. In der vierten letzten Phase der Atemübung macht man eine kleine Pause. Dieser Zustand der Pause wird auch als atemleer bezeichnet, da Sie Ihre verbrauchte Luft bereits ausgeatmet haben. Damit Sie die Atemübungen und Techniken korrekt ausführen können, sollten Sie trotz der Tatsache, dass keine Hilfsmittel vonnöten sind, auf einige Dinge achten.

Ein **leerer Magen** erleichtert Ihnen das Atmen und Sie sind nicht ganz so träge wie mit einem vollen Bauch. Daher sollten Sie vor Beginn der Atemübungen keine Nahrung zu sich nehmen. Als kleinen Richtwert können Sie ungefähr eine bis drei Stunden vor Durchführung der Übung einplanen – in diesem Zeitraum sollte keine feste Nahrung zu sich genommen werden. So können Sie den besten Effekt erzielen und werden nicht durch den vollen Magen eingeschränkt. Achten Sie allerdings auch auf eine ausreichende Flüssigkeitsaufnahme. Um entspannt in den Tag starten zu können, können Sie die Atemtechniken auch in Ihre morgendliche Routine miteinbauen. Diese sollte dann vor dem Frühstück stattfinden.

Ziehen Sie sich **bequeme Bekleidung** an. Bevor Sie mit den Atemtechniken beginnen, sollten Sie sich Kleidung anziehen, in der Sie sich wohlfühlen und entspannen können. Die klassische Bürokleidung, die vielleicht auch noch recht eng sitzt, ist demnach nicht geeignet. Ziehen Sie sich stattdessen Kleidung an, die schön locker ist und Sie bei der Atmung nicht beeinträchtigt und nicht zu eng sitzt. Greifen Sie stattdessen zu einer Jogginghose oder einer Leggins und ziehen Sie sich ein T-Shirt an. Spezielle Sportkleidung ist nicht zwingend notwendig. Sie sollten sich lediglich in der Bekleidung gut bewegen können. Außerdem fördert die bequeme Bekleidung die Entspannung.

In einer **entspannten Atmosphäre** lassen sich die Atemübungen besser durchführen und diese ist ebenso essenziell für ein erfolgreiches Training. Sie sollten daher nicht gestresst oder unter Zeitdruck die Atemübungen ausführen. Dies beeinträchtigt Sie in der Durchführung. Achten Sie also darauf, dass Sie einige Minuten ungestört sein können und Ihre Übungen durchführen können.

Achten Sie außerdem auf eine **bequeme Haltung**. Da Sie sich einige Minuten in dieser Position befinden werden, sollten Sie auf eine gute und bequeme Haltung achten. Je nach Atemtechnik und Übung wird diese entweder im Sitzen, im Liegen oder auch im Stehen durchgeführt. Nehmen Sie sich also Decken und Kissen zur Hilfe. Auch eignen sich Yoga-Kissen, um eine bestimmte Haltung einzunehmen. Die typische Sitz-Position für Atemübungen ist, wie auch beim Yoga, der Lotussitz.

Die verschiedenen Atemformen

Atmung ist nicht gleich Atmung. So gibt es zwischen der Brust- und der Bauchatmung bestimmte Unterschiede. Natürlich sorgt jede der Atmungen dafür, dass die Lungen mit Luft gefüllt werden. Wo allerdings bei diesen beiden Atemvarianten die genauen Unterschiede liegen, ist vielen nicht bekannt.

DIE BRUSTATMUNG – THORAXATMUNG

Die Brustatmung oder auch Thoraxatmung genannt, gehört zu der Form der äußeren Atmung. Diese Atemvariante belüftet selbstverständlich Ihre Lungen. Dieser Vorgang wird auch Ventilation genannt. Weiter dient die Brustatmung auch dem Austausch von der verbrauchten Atemluft mit der frischen Atemluft. Durch das regelmäßige Zusammenziehen und Ausweiten Ihres Brustkorbes findet die Belüftung Ihrer Lungen, also die Atmung, statt. Bei der Brustatmung ist dieser Vorgang gut an dem Heben und Senken des Brustkorbs bzw. der Rippen erkennbar. Erst durch die Kontraktion, also dem Anspannen und der Entspannung der Zwischenrippenmuskulatur, ist so eine Belüftung der Lungen möglich. Die meisten Menschen wenden bei der Atmung unterbewusst eine Mischung aus der Brust- und der Bauchatmung an.

DIE FUNKTIONSWEISE DER BRUSTATMUNG – THORAXATMUNG

Die Funktion der Brustatmung dient also dem Austausch von der verbrauchten, mit der frischen Luft. Somit dient sie zudem der äußeren Atmung. Nicht zu verwechseln ist hier die äußere mit der inneren Atmung. Denn diese dient lediglich dem Sauerstoffaustausch auf der Zellebene. Die äußere Atmung hingegen versorgt Sie und Ihren Körper mit dem lebensnotwendigen

Sauerstoff und transportiert den verbrauchten Kohlenstoffdioxid über die Atemwege wieder aus dem Körper ab. Dieses Kohlenstoffdioxid, stammt aus den Zellen und entsteht während der Energiegewinnung. Dieser Austausch an verbrauchter und neuer Atemluft findet also in der Lunge statt. Daher muss eine gute Funktion der Lunge stets gewährleistet sein. Bedeutet also, dass sie immer gut belüftet werden muss. Durch das Zusammenspiel der Rippen und der Zwischenrippenmuskeln, die auch Interkostalmuskeln genannt werden, entsteht das Ausweiten und Zusammenziehen des Brustkorbes. Bei einer akuten Atemnot oder wenn durch einen anderen Grund ein erhöhter Sauerstoffbedarf besteht, wird dieses Ausweiten und Zusammenziehen von den Atemhilfsmuskeln unterstützt.

Bei der Inspiration, also der **Einatmung**, ziehen sich also die Zwischenrippenmuskeln zusammen. Durch dieses Zusammenziehen, werden automatisch die Rippen etwas angehoben und nach außen gedehnt, wodurch sich der Thorax auch automatisch ausweitet. Durch die Pleura, also dem Brustfell, ist Ihre Lunge mit dem Brustkorb verbunden. Hierdurch folgt sie automatisch den Bewegungen des Brustkorbes. Es folgt eine Ausweitung der Lunge und ein steigendes Lungenvolumen. Durch dieses Ausweiten entsteht ein Unterdruck. Dieser Unterdruck lässt die frische Luft über die Atemwege in die Lunge strömen, sodass der Unterdruck wieder ausgeglichen wird. Dieser Vorgang ist das eigentliche Einatmen.

Bei der Expiration, also der **Ausatmung**, ist aufgrund der Eigenelastizität der Lunge, keine Unterstützung der umliegenden Muskulatur notwendig. Diese Eigenelastizität sorgt dafür, dass sich das Gewebe, in diesem Fall die Lunge, so weit wie es geht von alleine wieder zusammenzieht. Sind also die äußeren Rippenmuskeln entspannt, wird auch die Lunge nicht mehr in der ausgedehnten Form gehalten. Sie zieht sich also durch ihre Eigenschaft der Eigenelastizität zusammen, wodurch ein Überdruck entsteht und die verbrauchte Luft über die Atemwege nach draußen strömt. Dieser Vorgang ist dann die eigentliche Ausatmung.

Die normale Atmung, die jeder Mensch unterbewusst durchführt, ist eine Mischung aus der Brust- und der Bauchatmung.

DIE BAUCHATMUNG – ZWERCHFELLATMUNG

Die Bauchatmung wird auch als Zwerchfell- oder als Diaphragmalatmung bezeichnet. Diese Atmung entsteht durch das Zusammenziehen und das Entspannen des Zwerchfells. Hierbei ist sowohl das Anheben als auch das Absenken der Bauchdecke gut zu erkennen. Atmen Sie per Bauchatmung ein, verlagert sich das Zwerchfell durch dessen zusammenziehen nach unten. Das Brustfell folgt aufgrund der anatomischen Gegebenheiten, wodurch ein Unterdruck zwischen der Lunge und dem Zwerchfell entsteht. Die Lunge weitet sich durch diesen Unterdruck aus. Hierdurch strömt Luft durch die Atemwege, es folgt also die Einatmung. Auch bei der Ausatmung kommt wieder die Eigenschaft der Lunge, des ständigen Zusammenziehens aufgrund der Eigenelastizität, zum Tragen. Die Lunge verkleinert sich also, sobald sich das Zwerchfell wieder entspannt. Hierbei verlagert sich Ihr Zwerchfell wieder weiter nach oben und Luft strömt wieder über die Atemwege nach draußen.

DER UNTERSCHIED ZWISCHEN BRUST- UND BAUCHATMUNG

Die unterschiedlichen Atemformen kennen Sie jetzt. Die unterbewusste normale Atmung ist also eine Mischung aus beiden Atemformen, wobei der größere Anteil bei der Bauchatmung liegt. Unterschieden werden diese beiden Formen anhand ihrer unterschiedlichen Beteiligung der umliegenden Muskeln. Die Zwischenrippenmuskeln ermöglichen größtenteils die Brustatmung. Bei größerem Sauerstoffbedarf unterstützen die Atemhilfsmuskeln die Sauerstoffzufuhr. Diese Hilfsmuskeln befinden sich im Bauch- und Rückenbereich, sowie im Schulter- und Halsbereich. Bei der Bauchatmung hingegen wird die meiste Arbeit vom Zwerchfell übernommen. Zur Unterstützung der Atmung können die Bauchmuskeln helfen. Doch nicht nur die unterschiedlich hohe Beteiligung der betroffenen Muskeln unterscheiden diese beiden Atemformen voneinander, sondern auch deren Energieverbrauch. Durch die geringere Beteiligung der Muskeln benötigt die Bauchatmung weniger

Energie. Die Muskeln sind schließlich weniger aktiv. Bei der Brustatmung hingegen werden mehrere Muskeln in Anspruch genommen und vorwiegend bei Anspannung oder Aktivitäten eingesetzt. Sind Sie also entspannt und ruhig, wird unterbewusst vorwiegend die Bauchatmung durchgeführt. Ein weiterer Unterschied der beiden Atemformen ist, dass Sie die Bauchatmung besser steuern können als die Brustatmung.

VORKOMMENDE ERKRANKUNG DER BRUSTATMUNG

Durch bestimmte Erkrankungen kann es sein, dass die Brustatmung in einem Ausmaß auftritt, welches unnatürlich stark ist. Der Anteil der Brustatmung nimmt zu und der Anteil der Bauchatmung nimmt ab, sobald das Luftholen erschwert wird. Ist dies der Fall, besteht eine Dyspnoe. Bei einer starken Atemnot, wie es bei der Orthopnoe der Fall ist, setzt der Körper automatisch die Atemhilfsmuskulatur ein. Bei den Betroffenen, die an Orthopnoe leiden, sieht man häufig, dass diese häufig sehr aufrecht sitzen, die Arme aufstützen und sehr angestrengt atmen. So eine Form der Atemnot kann unterschiedliche Gründe haben und durch unterschiedliche Faktoren begünstigt werden. Begünstigende Faktoren sind zum Beispiel chronische Atemwegserkrankungen, wie zum Beispiel Asthma bronchiale, Lungenembolien oder die chronisch obstruktive pulmonale Krankheit COPD, aber auch Pneumonien, also Lungenentzündungen.

Doch nicht nur Atemwegserkrankungen können das Atmen erschweren. So können Krankheiten oder Beschwerden des Herzens, wie die Herzinsuffizienz, Herzklappen-Fehler oder auch Herzinfarkte dazu führen, dass die Sauerstoffaufnahme schlechter gelingt und sich eine Atemnot einstellt. Hinzu kommt, dass durch eine beeinträchtigte Bauchatmung die Brustatmung zunimmt. Die Ursache hierfür können zum Beispiel Schwellungen an der Milz oder der Leber sein. Aber auch bei starkem Übergewicht oder einer Schwangerschaft ist die Bauchatmung begrenzt. Doch auch psychische Probleme können eine verstärkte Brustatmung verursachen. Dies ist bei der

Hyperventilation der Fall, die ein Anzeichen von Angststörungen oder Panikattacken sein kann. Allerdings wird auch bei Depressionen beobachtet, dass die Brustatmung zunimmt. Da im Allgemeinen, die Brustatmung vor allem immer dann zunimmt, wenn der Körper unter großen Anforderungen steht, wie es auch bei Stress der Fall ist, kann eine verstärkte Brustatmung ebenso ein Hinweis auf ein hohes Stresslevel sein.

Die Thoraxatmung kann jedoch auch direkt betroffen sein. Dies tritt dann auf, wenn die zur Atmung relevanten Muskeln stark verspannt sind. Die Verspannung dieser Muskeln kann durch die Überbeanspruchung der Brustatmung verursacht werden. Doch auch Fehlbildungen des Skeletts, Bewegungsmangel oder Fehlhaltungen können diese Verspannungen verursachen. Solche Verspannungen sind sehr unangenehm und können auch das Gefühl einer Atemnot auslösen. In diesem Falle hilft sowohl gezielte Bewegung, Entspannungstechniken und auch die Stärkung der betroffenen Muskulatur. Bestehen Muskelatrophien, also Muskelschwächen, die zum Abbau der Muskulatur führen, kann auch die Atmung beeinträchtigt werden. Denn diese Muskelatrophien betreffen auch die wichtige Atemhilfsmuskulatur. Fällt ein Nerv aus, der für die Versorgung eines Muskels zuständig ist, führt dies zu einer Minderversorgung des Muskels. Dies führt dann wiederum zu einer Zurückbildung des betreffenden Muskels. Im Falle der Brustatmung gelten die Zwischenrippenmuskeln, welche mit vielen Nerven versorgt werden, als die Hauptmuskeln. Diese Nerven heißen auch Nervi intercostales. Hier ist es so, dass wenn ein Nerv ausfällt, ein anderer Nerv dessen Versorgung übernimmt. Doch sobald mehrere Nerven betroffen sind, hat dies Auswirkungen auf die Atmung und kann so zu Atemproblemen führen.

Die Progressive Muskelentspannung nach Jacobsen

Bei der progressiven Muskelentspannung nach Jacobsen handelt es sich um ein Entspannungsverfahren, welches Sie leicht von zu Hause lernen und auch durchführen können. Vielleicht kennen auch Sie solche Situationen, in denen man nicht mehr so recht weiterweiß. Das Herz fängt an zu rasen, die Hände fangen an zu zittern und der Schweiß bricht aus. Der Blutdruck steigt an und Kummer, Angst und auch Hoffnungslosigkeit setzen ein. Aber auch Schmerzen können Formen annehmen, die von Ihnen Besitz ergreifen. Grundsätzlich ist es egal, was die Ursache für den Stress und Schmerz ist. Viel wichtiger ist es, dass Sie wissen, wie Sie damit umzugehen haben und was Sie dagegen tun können. Der US-Arzt Edmund Jacobsen erforschte an der Harvard University die bestehenden Zusammenhänge zwischen der Muskelentspannung, der psychischen Befindlichkeit, sowie den psychosomatischen Erkrankungen. Bei dieser Untersuchung entdecke Jacobsen, dass es bei physischen und psychischen Symptomen häufig doppelte Zusammenhänge gibt.

MUSKELANSPANNUNG DURCH STRESS – STRESS AUFLÖSEN DURCH DIE MUSKELENTSPANNUNG

Die inneren Spannungszustände, welche durch Angst oder Stress ausgelöst werden, können zu einer willkürlichen Anspannung der Muskulatur, sowie des Bewegungsapparates führen. Doch auch die unwillkürliche Muskulatur, also die der inneren Organe, kann betroffen sein. Bestimmt kennen auch Sie solche Situationen: Sie haben Ängste oder Kummer und der Magen verkrampft sich, die Schultern werden hochgezogen und manchmal beißt man sogar die Zähne aufeinander. Besteht nun chronischer Stress, bleiben diese muskulären Verspannungen und Anspannungen weiter bestehen. Es folgt daraus eine chronische Verspannung und am Ende wissen Sie gar nicht mehr, wie es ist, wirklich entspannt zu sein. Durch Jacobsens Erkenntnisse wurde festgestellt, dass die psychischen Anspannungen mit Hilfe einer gezielten Muskelentspannung wieder abgebaut werden können. Sobald Sie also gelernt haben, wie Sie die chronischen Muskelanspannungen reduzieren können, können Sie es auch schaffen, Ihre chronischen Stress- oder Angstzustände zu mildern. Die Reduzierung der Muskelanspannung wirkt sich immer beruhigend auf das zentrale Nervensystem aus. Doch das ist noch nicht alles. Durch die progressive Muskelentspannung wird außerdem der Parasympathikus aktiviert. Der Parasympathikus ist ein bestimmter Teil des Nervensystems, welcher Sie entspannen und sich beruhigen lässt. Mit Hilfe dieser Erkenntnisse und seinen Erfahrungen, die Dr. Jacobsen nach 20 Jahren Forschungsarbeit gemacht hat, entwickelte er die progressive Muskelentspannung. Manchmal wird diese auch Tiefenmuskelentspannung oder auch progressive Muskelrelaxation genannt. 1929 veröffentliche Jacobsen sein Buch, um auf wissenschaftlicher Ebene seine Forschungsergebnisse zu präsentieren. Fünf Jahre später war dies dann auch für Laien verfügbar.

ANSPANNUNG – ENTSPANNUNG – DIE PROGRESSIVE MUSKELENTSPANNUNG

Der Vorteil der progressiven Muskelentspannung ist, dass diese sich auch ohne Therapeuten umsetzen lässt. Sie können diese alleine erlernen und auch durchführen. Bei dieser Muskelentspannung müssen Sie nichts visualisieren, sondern Sie konzentrieren sich lediglich auf Ihre körperlichen Abläufe. Bei der progressiven Muskelentspannung werden nacheinander die unterschiedlichen Muskelgruppen angespannt und schließlich wieder entspannt. Sie lassen also die Spannung einfach wieder los. Umso mehr Sie hierbei Ihre Muskeln anspannen, desto besser können Sie diese anschließend auch wieder entspannen. Sie sollten hierbei ganz bewusst fühlen, wie sich eine Entspannung anfühlen soll. Denn erst, wenn Sie sich wieder an dieses

Gefühl erinnern, können Sie auch im Alltag und in stressigen Situationen diese Unterschiede spüren und sich ganz bewusst an diesen Stellen entspannen. Zusammen mit der progressiven Muskelentspannung und gewissen Atemtechniken kann so eine große Entspannung und eine positive Auswirkung auf das Gemüt sowie den Körper erzeugt werden.

PROGRESSIVE MUSKELENTSPANNUNG BEI LUNGENERKRANKUNGEN UND LUNGENLEIDEN

Die Anzahl der COPD-Patienten nimmt immer mehr zu. Diese Lungenerkrankung ist sehr weit verbreitet und ab einem gewissen Stadium auch lebensbedrohlich. Bei dieser Erkrankung oder allgemein bei schweren Atemwegserkrankungen gehen immer auch Erschöpfung, Angst und Schlafprobleme miteinher. Dies wurde schon mehrmals durch unterschiedlichste Untersuchungen bewiesen. Auch bei Asthma stellt die psychische Belastung einen großen Faktor dar. Vor allem für Schwangere kann so ein Asthmaanfall Folgen haben. Denn so ein Asthmaanfall kann sich auf die Gesundheit des Kindes auswirken, weshalb dies unbedingt zu vermeiden ist.

Die PM – progressive Muskelentspannung – kann hier helfen den Stress zu vermindern und in manchen Fällen sogar das Absetzen des Asthmamedikaments fördern. Atemtechniken mit der PM können Ihnen hier sehr helfen. Auf der einen Seite entspannt es Ihre Muskeln und Ihren Körper und auf der anderen Seite wird Ihre Lunge gestärkt. Doch auch die Atemtechniken besitzen entspannende Auswirkungen. In einer psychosomatischen Klinik wurde in Deutschland an 64 schwangeren Frauen die PM getestet. Alle diese Frauen leiden an bronchialem Asthma. Die Hälfte dieser Frauen erhielt die Anleitung zur PM, die andere Hälfte eine Placeboanwendung. Am Ende der Studie wurde festgestellt, dass sich in der PM-Gruppe deutliche Verbesserungen bemerkbar gemacht haben. Die Lungenfunktionen haben sich verbessert und auch der Blutdruck hatte sich reguliert.

WIE SIE DIE PROGRESSIVE MUSKELENTSPANNUNG IN DER PRAXIS UMSETZEN KÖNNEN

Das Gute an der PM ist, dass Sie diese direkt und sofort bei sich zu Hause umsetzen können. Das Einzige was Sie hierfür benötigen, ist etwas Zeit, Motivation und Konzentration. Diese Übungen sind ein zweistufiger Prozess, Die erste Stufe beinhaltet das gezielte Anspannen von bestimmten und einzelnen Muskelgruppen. Die zweite Stufe ist das gezielte Auflösen der Spannung und das anschließende bewusste Loslassen und Entspannen. Das Ziel der PM ist es, es hinzubekommen, dass die Muskelspannung weit unter ihr normales Spannungsniveau sinkt. Hierdurch können Sie es schaffen, dass Ihr Stresslevel geringer bleibt und auch die psychischen Anspannungen sich reduzieren. Doch auch auf Ihren Köper wirkt es sich positiv aus. So können Sie es mit der PM schaffen, Kopfschmerzen und nervöse Magenprobleme sowie Schlafstörungen zu verbessern.

Tipps für die korrekte Durchführung

- Beginnen Sie die PM niemals unter Zeitdruck. Planen Sie also von Anfang an genug Zeit ein. 30 bis 45 Minuten sind hier für den Anfang am geeignetsten. Sobald Sie etwas routinierter sind, reichen ggf. auch schon 15 Minuten.
- Am Anfang sollten Sie die Übung über einen Zeitraum von etwa zwei Wochen, zweimal am Tag, durchführen. Je nachdem wie intensiv Sie diese Übung durchführen und je nachdem wie oft Sie dies tun, desto besser und desto schneller können Sie diese in bestimmten Situationen auch abrufen.
- Die anfänglichen Übungen sollten in einer ruhigen Atmosphäre stattfinden. Üben Sie nicht, während Sie bereits in einer Panikattacke stecken oder etwas anderes vorgefallen ist, was Sie psychisch belastet. Der Grund hierfür ist, dass Sie sich in einem ruhigen Zustand besser konzentrieren und es so auch richtig und schneller lernen können.
- Üben Sie am Anfang also an einem ruhigen Ort, wo Sie nicht gestört werden. Am besten schalten Sie auch Ihr Handy aus oder legen es in einen anderen Raum.

- Setzen Sie sich bequem hin. Alternativ legen Sie sich hin.
- Für die Übung sollten Sie eher locker sitzende und bequeme Kleidung tragen.
- Bevor Sie mit der Übung anfangen, starten Sie zuerst die Atemtechnik oder atmen Sie einfach so fünfmal tief ein und wieder aus.

ÜBUNGSANLEITUNG – PROGRESSIVE MUSKELENTSPANNUNG

Beginnen Sie die PM mithilfe dieser Anleitung und achten Sie auf die im Vorfeld genannten Tipps für die korrekte Durchführung.

Schritt 1 – bauen Sie Spannung auf

Beginnen Sie mit einem tiefen und langsamen Atemzug. Formen Sie Ihre Hand zur Faust und drücken Sie diese so fest Sie können zu. Diese Spannung der Faust halten Sie nun für etwa fünf bis sieben Sekunden. Wenn Sie können, können Sie diese Spannung am Anfang auch noch länger halten. Denn dann können Sie ein Gefühl dafür entwickeln, wie stark Sie dies können. Häufig ist es nämlich so, dass die Muskulatur nicht so stark angespannt wird, wie es hätte sein können. Daher sollten Sie in Ruhe herausfinden, wie viel Kraft Sie tatsächlich besitzen. Achten Sie jedoch darauf, dass Sie immer nur die gewünschte Muskelgruppe anspannen. Der Rest Ihres Körpers sollte nach Möglichkeit locker und recht entspannt sein.

Das bedeutet also, dass Sie nicht Ihre Schulter und Ihren Arm gleichzeitig anspannen sollen. Auch kann es sein, dass Sie bei der Anspannung anfangen zu zittern. Das ist okay und nichts Ungewöhnliches. Wichtig ist aber, dass Sie hierbei keine Schmerzen bekommen. Sollte dies der Fall sein, beenden Sie die Durchführung der progressiven Muskelentspannung und starten Sie von Neuem. Bei dem neuen Durchlauf sollten Sie dann Ihre Muskulatur nur so stark anspannen, wie es sich für Sie auch gut anfühlt.

Schritt 2 – entspannen Sie Ihre Muskeln

Nachdem Sie Ihre Faust 5 bis 7 Sekunden angespannt haben, lassen Sie Ihre Muskelanspannung schnell wieder los. Ihre Hand entspannt sich vollkommen. Hierbei atmen Sie gleichzeitig tief aus. Sie sollten spüren, dass sich Ihre Muskeln entspannen, sie locker und schlaff werden. Machen Sie sich den Unterschied der Anspannung und der Entspannung bewusst. Vor allem dieses Nachspüren und Realisieren ist in erster Linie für das Training der wichtigste Faktor. Versuchen Sie dieses Gefühl der vollkommenen Entspannung in Ihrer Hand für etwa 15 Sekunden zu verinnerlichen. Vielleicht schaffen Sie es ja sogar dieses Gefühl für 30 oder gar 45 Sekunden aufrechtzuhalten. Als Nächstes suchen Sie sich eine weitere Muskelgruppe aus und wiederholen diesen Vorgang. Nachdem Sie alle Muskelgruppen Ihres Körpers angespannt und wieder entspannt haben, verweilen Sie in diesem tiefenentspannten Zustand. Sollte es für Sie ungewohnt sein und Sie werden hierbei nervös, wenn Sie in aller Ruhe bei Ihren Empfindungen und bei sich selbst sind, gehen Sie das Ganze langsam an. Machen Sie Schritt für Schritt weiter und Sie werden merken, dass es Ihnen immer besser und leichter gelingen wird, je öfter Sie dieses durchführen.

Der Entspannungsdurchlauf der einzelnen Muskelgruppen

Grundsätzlich ist es eigentlich egal mit welchem Muskel Sie beginnen. Am geeignetsten ist es allerdings mit einem Fuß zu beginnen. So können Sie sich dann Schritt für Schritt immer weiter nach oben durcharbeiten. Beginnen Sie also beispielsweise am rechten Fuß. Sind Sie dann mit dem rechten Bein fertig, gehen Sie zu dem linken Fuß und linken Bein über. Das Gleiche gilt auch für Ihre Arme. Die Reihenfolge könnte nach diesem Muster also wie folgt aussehen:

1. Wenn Sie sitzen, drücken Sie Ihre Füße so stark Sie können auf den Fußboden. Sollten Sie liegen, rollen Sie Ihre Zehen in Richtung Fußsohle.
2. Um Ihre Waden anzuspannen, ziehen Sie Ihre Zehen soweit es geht

zu sich.

3. Damit Sie Ihr gesamtes Bein anspannen können, spannen Sie also Ihre Wadenmuskulatur und Ihre Oberschenkelmuskulatur an.
4. Diesen Vorgang wiederholen Sie nun auch mit dem anderen Bein
5. Bei den Händen angekommen, ballen Sie diese, so fest es geht, zu einer Faust.
6. Um Ihren Arm anzuspannen, können Sie diesen entweder ausgestreckt oder angewinkelt halten. Spannen Sie nun so gut es geht alle Muskelpartien Ihres Armes an.
7. Diesen Vorgang wiederholen Sie nun auch bei Ihrem anderen Arm.
8. Spannen Sie jetzt Ihre Gesäßmuskeln an. Achten Sie hierbei allerdings darauf, dass Sie nicht Ihre Oberschenkel mitanspannen.
9. Als Nächstes spannen Sie Ihre Bauchmuskeln an.
10. Ein Schritt weiter nach oben, an der Brust angekommen, spannen Sie diese an.
11. Nun ziehen Sie Ihre Schultern soweit es geht, nach oben. Bis zu den Ohren. Dort angekommen, spannen Sie alle Muskeln in Ihrem Nacken- und Schulterbereich stark an.
12. Um Ihren Mund anzuspannen, können Sie diesen entweder so weit wie es geht öffnen oder Ihre Lippen fest aufeinanderdrücken. Achten Sie hierbei jedoch darauf, dass Sie nicht ausversehen zu doll zubeißen.
13. Um Ihre Augen anzuspannen, kneifen Sie diese, zusammen mit den Augenbrauen, fest zusammen.
14. Ihre Stirn spannen Sie an, indem Sie Ihre Augenbrauen so hochziehen wie es Ihnen möglich ist.

Sofern Sie die progressive Muskelentspannung beherrschen, können Sie diese auch als Schnelldurchgang ausprobieren. Hierfür spannen Sie Ihre Füße und Ihre Beine, Bauch und Brust, die Arme mit den Schultern, sowie dem Nacken und dann das Gesicht an. Dieser Schnelldurchlauf ist allerdings nur geeignet, wenn Sie die normale Abfolge schon gut beherrschen.

Die einfache Atemtechnik

Es gibt viele verschiedene Atemübungen für verschiedene Probleme. Bei der Atemtechnik der **Lippenbremse** wird durch die Nase eingeatmet und durch den Mund ausgeatmet. Hierbei sollten die Lippen etwas zusammengepresst werden.

Bei der Bauchatmung oder auch **Zwerchfellatmung** atmen Sie langsam durch die Nase ein. Hierbei sollte sich Ihr Bauch etwas anheben. Atmen Sie anschließend mit gespitzten Lippen wieder aus.

Bei dem **Kutschersitz** legen Sie Ihre Ellenbogen in die Nähe der Knie auf Ihre Oberschenkel. Stützen Sie Ihre Ellenbogen auf diese Stelle und spreizen Sie etwas die Beine. Diese Übung erleichtert Ihnen das Durchatmen.

Die **Torwartatmung** wird im Stehen durchgeführt. Stützen Sie Ihre Hände oberhalb Ihrer leicht gebeugten Knie. Das Atmen erfolgt wie bei der Lippenpresse.

Anleitungen für Atemübungen

Es gibt zahlreiche Atemtechniken und Atemübungen. Allerdings muss gesagt werden, dass es nicht die eine Atemtechnik für das eine Problem gibt. Vielmehr gibt es viele verschiedene Atemtechniken, bei denen Sie gucken können, welche zu Ihnen am besten passt und mit welcher Sie sich am wohlsten fühlen.

ATEMÜBUNG BEI STRESS

Leiden Sie unter Stress, hat dies Auswirkungen auf den gesamten Körper. Lernen Sie mit Hilfe dieser Atemübung Ihr Stresslevel zu reduzieren und sich besser entspannen zu können:

1. Setzen Sie sich auf einen bequemen Platz. Sie können Sich auch hinlegen.
2. Achten Sie bewusst auf Ihre Atmung. Sobald Sie die Luft durch Ihre Nase einatmen und wieder ausatmen, folgen Sie dieser bis in Ihre Lungen ganz bewusst.
3. Dies machen Sie etwa für fünf oder sechs Atemzüge. Nach diesen Atemzügen legen Sie eine Atempause von zwei Sekunden ein. Dann atmen Sie weiter. Sie sollten nun bemerken, dass sich das Atmen ruhiger und einfacher anfühlt. Sollten Sie dies noch nicht bemerken, führen Sie diesen Vorgang noch einmal durch. Sie sollten sich am Ende ruhiger und auch entspannter fühlen.

ATEMÜBUNGEN BEI ANGST

Auch bei Angst oder Panikattacken kann Ihnen die richtige Atemtechnik helfen.

1. Als Erstes sollten Sie sich bequem hinlegen. Anschließend achten

Sie etwa für fünf Minuten, ganz bewusst, auf Ihre Atmung. Schalten Sie so gut es geht alle anderen Gedanken aus.

2. Beobachten Sie Ihren Körper und fragen sich in welchen Körperbereichen Sie Ihre Atmung spüren können. Ist es die Bewegung Ihrer Brust? Oder der Rippen? Vielleicht bemerken Sie auch die Bewegung in Ihrem Bauch oder die leichten Bewegungen der Schultern, sowie der Arme.

Alltägliche-Atemtechniken

Es gibt viele Atemtechniken, die sich wunderbar in den Alltag integrieren lassen. Sei es, um den Stress zu verringern oder sich allgemein einfach besser entspannen zu können. Am Anfang bietet sich vor allem die Yoga-Atmung an. Diese Übung können Sie überall durchführen, wichtig ist nur, dass Sie sich hierbei entspannen können. Daher ist eine ruhige Umgebung sehr wichtig. Diese Yoga-Atmung ist sehr einfach und trainiert Ihre Ein- und Ausatmung. Die Übung ist hier in erster Linie, das Ein- und das Ausatmen immer weiter zu verlängern. Sie atmen hierbei ganz bewusst in Ihren Bauch und in Ihre Brust hinein. Idealerweise schaffen Sie es, dass die Ausatmung doppelt so lange wie die Einatmung ist. Vor allem am Anfang kann das allerdings noch etwas schwierig sein. Aber mit der Zeit wird es Ihnen leichter fallen und Sie werden es schaffen, Ihre Ausatmung zu steigern. Im Allgemeinen wird zwischen der Brust- und der Bauchatmung unterschieden. Allerdings wird bei der Yoga-Atmung beides gleichzeitig angewandt.

Für das **Zwerchfelltraining** legen oder setzen Sie sich auf den Boden. Positionieren Sie Ihre Beine so, dass diese etwa hüftbreit auseinander und angewinkelt sind. Achten Sie auf eine bequeme Haltung. Legen Sie nun eine Hand auf Ihren Brustkorb und eine Hand auf Ihren Bauch. Spannen Sie als nächstes Ihre Bauchmuskeln an und atmen Sie hierbei langsam ein. Ihre Lippen sollten leicht aufeinandergepresst sein. Diese aufeinandergepressten Lippen nennt man auch die Lippenbremse. Atmen Sie aus und versuchen Sie hierbei bis vier zu zählen. Beim Ausatmen entsteht zwischen den Lippen eine kleine Öffnung, durch die die Luft entweicht. Als Nächstes atmen Sie ein und zählen hierbei bis zwei. Achten Sie und fühlen Sie ganz bewusst Ihre Bauchmuskulatur. Diese sollte sich hierbei entspannen und der Brustkorb sollte sich so gut wie gar nicht bewegen.

Bei der **beruhigenden Atemübung** setzen Sie sich bequem und aufrecht auf einen Stuhl. Stellen Sie Ihre Beine schulterbreit im 90 Grad Winkel auseinander. Legen Sie Ihre Ellenbogen auf Ihre Knie und beugen Sie sich mit einem geraden Rücken etwas nach vorne. Atmen Sie nun langsam und bewusst ein und mit der Lippenbremse wieder aus.

Bei der **entspannten Atemübung** setzen Sie sich verkehrt herum auf einen Stuhl. Auf die Lehne des Stuhls legen Sie nun Ihre Arme ab und legen Ihre Stirn auf Ihren Arm. Atmen Sie tief ein und halten Sie anschließend die Luft kurz an, sodass die Luft etwas länger in Ihrer Lunge verweilt, Sie bleiben also in der Atemfülle. Atmen Sie anschließend mit der Lippenbremse wieder aus. Führen Sie diese Übung ein paar Mal aus, bis Sie sich wieder aufrichten.

Für die **sitzende Atemübung** setzen Sie sich wieder bequem und aufrecht auf einen Stuhl. Positionieren Sie Ihre Beine auch bei dieser Übung schulterbreit und im 90-Grad-Winkel. Lehnen Sie sich gegen die Stuhllehne. Sofern der Stuhl Armlehnen hat, legen Sie Ihre Arme auf diesen ab. Hat der Stuhl keine Armlehnen, legen Sie Ihre Hände einfach auf Ihrem Schoß ab. Anschließend atmen Sie jedes Mal bewusst ein und mit der Lippenpresse wieder aus.

Bei der **stehenden Atemübung** stehen Sie aufrecht mit möglichst geradem, aber entspanntem Rücken. Stellen Sie Ihre Beine hüftbreit auseinander. Beugen Sie Ihre Knie leicht an und stehen Sie entspannt. Ihre Hände positionieren Sie kurz unterhalb Ihres Bauchnabels, mit der Handfläche nach oben. Bewegen Sie nun bei jeder Einatmung Ihre Hände an Ihrem Körper entlang weiter nach oben. Sind Ihre Hände beim Brustkorb angekommen, drehen Sie Ihre Hände so, dass die Handflächen nun Richtung Boden zeigen. Atmen Sie aus und lassen Sie wieder Ihre Hände in Richtung Bauchnabel wandern, dort angekommen drehen Sie die Handflächen wieder nach oben. Diesen Vorgang sollten Sie mehrmals hintereinander wiederholen.

Atemübungen im Büro zu machen, bietet sich grundsätzlich für jeden an, vor allem jedoch für diejenigen, die die meiste Zeit am Tag dort verbringen. Hierfür setzen Sie sich wieder auf Ihren Stuhl und lehnen sich an der Stuhllehne an. Während Sie nun einatmen, führen Sie Ihre Arme an der Seite nach oben. Anschließend senken Sie wieder Ihre Arme und atmen gleichmäßig und langsam wieder aus. Dann legen Sie Ihre Arme wieder auf Ihrem

Bauch ab und wiederholen diesen Vorgang, wenn der nächste Impuls zur Einatmung einsetzt.

Ihre **Atmung ertasten** können Sie, indem Sie Ihre Hand auf die Brust legen. Achten Sie auf das Heben und Senken Ihres Brustkorbs. Legen Sie anschließend Ihre Hände auf Ihren Bauch und fühlen Sie dort, wie auch dieser sich unter der Atmung bewegt. Als letzten Punkt legen Sie nun Ihre Hände an die Seite unterhalb der Rippen. Hier spüren Sie, wie sich Ihre Rippen bei der Atmung nach außen schieben. Sie wissen mittlerweile, dass die Vollatmung die ideale Atemform ist. Bei dieser Atmung bewegen sich die drei Gegenden, die Sie mit Ihren Händen spüren können, deutlich.

Bei der **Bhramarin Übung -** oder auch das Bienensummen genannt - geben Sie bei der Ausatmung mit geschlossenen Lippen ein Geräusch von sich, das sich wie das Summen einer Biene anhört. Durch die entstehende Vibration in den Resonanzräumen Ihres Nackens, der Brust und auch dem Kopf, wird sowohl die Durchblutung als auch die Entspannung Ihres Körpers und Ihres Geistes verbessert. Hierfür setzen Sie sich einfach gerade hin. Verschließen Sie Ihre Ohren mit den Daumen. Ihre anderen Finger können Sie entweder einfach in Ihrer Position lassen oder mit den Fingern Ihren Kopf umschließen. Anschließend achten Sie für einige Atemzüge bewusst auf Ihre Atmung. Als nächsten Schritt summen Sie beim Ausatmen durch die geschlossenen Lippen. Hierbei sollten Ihre Lippen vibrieren, als würden Sie Trompete spielen. Diesen Vorgang gehen Sie mehrmals durch. Spüren Sie abschließend nach, wie Sie sich fühlen.

Atemübungen zur Stimmbildung

Die Atemübungen sind nicht nur für eine bessere Entspannung oder für die Gesundheit empfehlenswert, sondern wirken sie sich auch positiv auf die Stimmbildung aus. Vor allem Sänger und auch Schauspieler machen vor ihren Auftritten spezielle Atemübungen. Die Stimme ist dann „aufgewärmt" und locker, sodass diese nicht auf der Bühne auf einmal wegbleibt.

Für das **Atemschnüffeln** stellen Sie sich wieder entspannt und locker aufrecht hin. Ihre Beine positionieren Sie etwa schulterbreit und verteilen Ihr Gewicht auf Ihre Beine gleichmäßig. Als nächster Schritt kommt die Anspannung des Gesäßes und das Durchdrücken der Knie. Dies sollte geschehen, ohne dass Sie Kraft anwenden müssen. Ziehen Sie Ihre Schultern weiter nach hinten. Hierdurch erreichen Sie eine Weitung des Brustkorbs. Als Nächstes wird mit kurzen, aber dennoch kräftigen Schnüffelatemzügen durch die Nase eingeatmet. Bei jedem Schnüffelatemzug nehmen Sie mehr Luft auf. Ihr Bauchumfang sollte sich demnach immer mehr weiten. Nachdem Sie die Schnüffelzüge aufgenommen haben und sich Ihr Bauchumfang vergrößert hat, legen Sie eine kleine Pause ein. Anschließend atmen Sie durch einen leicht geöffneten Mund langsam wieder aus. Diesen Vorgang wiederholen Sie ein paar Mal.

Bei der **Lungenfeger Atemübung** atmen Sie durch Ihre Nase ein. Halten Sie anschließend die eingeatmete Luft noch ein paar Sekunden in Ihrem Körper. Atmen Sie anschließend einen kleinen Teil der eingeatmeten Luft durch die Lippenpresse aus. Die noch vorhandene Luft in Ihrer Lunge behalten Sie noch einige Sekunden in Ihrem Körper. Anschließen atmen Sie wieder einen kleinen Teil per Lippenpresse aus. Diesen Vorgang machen Sie so lange, bis Ihr gesamter Atem ausgeatmet wurde. Anschließend können Sie diesen Vorgang noch einmal wiederholen.

4-7-8 - Atemtechnik

Diese tiefe und rhythmische Atemtechnik hat sich auf viele Menschen, die diese Technik ausprobiert haben, sehr positiv ausgewirkt. Noch sind die wissenschaftlichen Belege hierzu zwar nicht sehr umfangreich, allerdings sprechen die Erfahrungsberichte für sich. So empfiehlt der Arzt Dr. Andrew Weil, welcher in der Alternativmedizin tätig und der Leiter der naturheilkundlichen Fakultät der University of Arizona ist, sehr häufig diese Atemtechnik. Dr. Weil konnte bei seinen Patienten die Erfahrungen machen, dass sich ihre Angstzustände gelindert haben und sie besser und auch schneller einschlafen konnten. Weitere Beobachtungen waren, dass seine Patienten mit ihren Heißhungerattacken besser umgehen und auch Aggressionen und Ärger besser kontrollieren konnten.

DURCHFÜHRUNG DER 4-7-8-ATEMTECHNIK

1. Setzen Sie sich auf einen Stuhl und lehnen Sie sich entspannt an die Stuhllehne an. Sie können sich alternativ auch auf einen Sessel setzen oder sich entspannt auf den Rücken legen.
2. Positionieren Sie Ihre Zungenspitze genau hinter den vorderen Schneidezähnen an das Zahnfleisch.
3. Jetzt atmen Sie solange aus, bis die gesamte Luft aus Ihren Lungen entwichen ist und diese komplett leer sind.
4. Atmen Sie für etwa vier Sekunden langsam über die Nase wieder ein.
5. Als nächstes behalten Sie für etwa sieben Sekunden die eingeatmete Luft in Ihren Lungen und entspannen sich.
6. Jetzt atmen Sie kräftig, acht Sekunden lang durch den Mund, aus. Dies kann auch gerne geräuschvoll geschehen. Ihre Zunge sollte sich jetzt an ihrer natürlichen Position befinden.
7. Diesen Vorgang wiederholen Sie etwa viermal.

Sollte die Dauer der Einatmung, des Luftanhaltens und des Ausatmens für Sie zu lange sein, können Sie die Sekundenzahl auch halbieren. Das Atemmodell sollte dann so aussehen. Wichtig ist nur, dass das Verhältnis der Zeiten stimmt.

- Sie atmen zwei Sekunden durch die Nase ein
- Sie halten 3,5 Sekunden den Atem in der Lunge an
- Sie atmen vier Sekunden durch den Mund kräftig aus

Je nachdem wie oft Sie diese Atemtechnik durchführen, bemerken Sie schon relativ schnell dessen Wirkung. Führen Sie die Atemübung ein oder zweimal am Tag durch, können Sie auch schon nach einigen Tagen oder spätestens nach ein paar Wochen die positiven Wirkungen auf Ihren Zustand und dessen Veränderung bemerken. Patienten von Dr. Weil berichten, dass, je länger diese Atemübung durchgeführt wird, sich die Wirkung umso mehr verstärkt. Diese Wirkung unterscheidet sich ganz stark von angstlösenden Medikamenten, bei denen sich recht schnell ein Gewöhnungseffekt seitens des Körpers einstellt und die Wirkung nachlässt. Es folgt demnach die Anpassung der Dosierung, was die Gefahr mit sich bringt, eine Abhängigkeit und andere Nebenwirkungen auszulösen.

ERSTE STUDIENERGEBNISSE

Die Effektivität der Atemtechniken hat sich schnell rumgesprochen. Doch leider gibt es bis jetzt nicht allzu viele Studien zu diesem Thema. Allerdings sprechen die vorhandenen Studien für sich. 2011 wurde im Health Science Journal von griechischen Forschern der University of Athens eine Übersichtsarbeit veröffentlicht. In dieser Übersicht wurden die positiven gesundheitlichen Auswirkungen dieser Atemtechnik aufgeführt. So wurde festgestellt, dass diese Technik die Müdigkeit während des Tages verringern konnte, Angstzustände und Angstgefühle reduziert wurden und sich die Symptome bei Kindern und Jugendlichen, die unter Asthma leiden, verbesserten. Weiter wurde festgestellt, dass sich eine bessere Stressresistenz eingestellt hat und der Blutdruck sich verringert hat. Ebenso wurde eine verringerte „Aggression" bei den männlichen Jugendlichen und eine Verbesserung bei Migräne beobachtet.

In einer weiteren Untersuchung aus dem Jahr 2013 wurde untersucht, inwieweit sich die Pranayama Atemtechnik auf die Gesundheit auswirkt. Über einen längeren Zeitraum von etwa sechs Wochen und unter Durchführung dieser Technik, konnte festgestellt werden, dass es sich positiv auf die Herzfrequenzvariabilität ausgewirkt hat. Normalerweise ist der Körper in der Lage durch die Herzfrequenzvariabilität den Herzschlag und auch den Puls entsprechend der körperlichen Anforderung anzupassen. Leiden Sie allerdings unter zum Beispiel chronischem Stress, ist diese Herzfrequenzvariabilität häufig eingeschränkt. Der Grund hierfür ist, dass sich Ihre Herzfrequenz auch nicht mehr in Entspannungsphasen reguliert und herunterfährt. Weiter wurde in dieser Untersuchung festgestellt, dass sich die kognitiven Fähigkeiten verbesserten und auch Angstzustände verringert wurden.

DIESE ENTSPANNUNGSMETHODEN KÖNNEN SIE ZU DER 4-7-8-METHODE KOMBINIEREN

Nachdem Sie sich mit dieser Atemtechnik vertraut gemacht haben und auch schon erste positive Anzeichen bemerken, können Sie bestimmte Entspannungsmethoden mit der Atemtechnik kombinieren. Hierfür eignen sich vor allem folgende:

- Eine geführte Visualisierung
- Mantras
- Progressive Muskelentspannung nach Jacobsen
- Mindfulness-Meditation
- Tai-Chi, Yoga und Qigong

Atemtechnik mit synchroner Kopfdrehung

Bei den Atemtechniken sollte Ihre Konzentration voll und ganz auf Ihrem Atem liegen. Dies ist vor allem für die Anfänger zu Beginn schwer. Die Gedanken blockieren oder unterbrechen den Atemfluss. Doch auch hier gibt es Abhilfe. So können Sie Atemübungen machen, indem Sie sich bewegen. Hierdurch können Sie Ihren Atem besser spüren. Bei der Atemtechnik mit synchroner Kopfdrehung gehen Sie wie folgt vor:

1. Nehmen Sie eine aufrechte und bequeme Sitzhaltung ein. Ihre Wirbelsäule sollte hierbei weiter nach oben streben. Ihre Schultern hängen locker neben Ihrem Körper hinunter. Ihr Kinn sollte parallel zum Boden sein. Ihre Hände legen Sie locker auf Ihre Beine.
2. Diese Sitzhaltung, in der Sie sich jetzt befinden, nehmen Sie bewusst wahr. Ihre Aufmerksamkeit sollte voll und ganz auf Ihre Atmung liegen.
3. Bereiten Sie sich für das Atmen vor und atmen Sie ein.
4. Drehen Sie nun während des nächsten Ausatmens Ihren Kopf langsam nach rechts.
5. In diesem Zustand der Atemleere verweilen Sie einen Moment. Ihr Kopf sollte nach wie vor nach rechts gedreht sein.
6. Atmen Sie wieder ein und bewegen Sie Ihren Kopf wieder in Richtung Mitte.
7. Verweilen Sie kurz in der Atemfülle.
8. Nun atmen Sie langsam wieder aus. Hierbei drehen Sie Ihren Kopf langsam nach links.
9. Mit nach links gedrehtem Kopf bleiben Sie einen Moment in der Atemleere in dieser Position.
10. Atmen Sie wieder ein und drehen Sie Ihren Kopf nach vorne bzw. gerade.
11. Wieder verweilen Sie in der Atemfülle.

12. Diesen Vorgang sollten Sie nun etwa vier bis sechsmal wiederholen.
13. Anschließend sollten Sie mit Hilfe der passiven Atembeobachtung Ihre Atmung nachspüren.

Atemtechnik der Atemverlängerung durch spezifische Körperbewegungen

Das Ausatmen fördert die Entspannung. Vor allem im Alltag wird häufig sehr flach geatmet. Ein Teil der Luft verbleibt in der Lunge. Mit der Hilfe von bestimmten Atemtechniken können Sie Ihre Ausatmung schulen und auch steigern. Das Ziel dieser Atemverlängerung ist, die Ausatemphase um das Dreifache zu verlängern. Dies geht wie folgt:

1. Setzen Sie sich aufrecht und bequem hin. Alternativ bleiben Sie gerade stehen. Ihre Wirbelsäule sollte gut nach oben gestreckt werden. Halten Sie hierbei Ihre Schultern schön locker. Ihr Kinn halten Sie so, dass es auf der parallelen Linie mit dem Fußboden ist. Ihre Hände lassen Sie einfach neben sich seitlich hängen.
2. Konzentrieren Sie sich auf Ihre Atmung und nehmen Sie Ihre Sitzposition bewusst wahr.
3. Bereiten Sie sich vor und atmen Sie aus.
4. Atmen Sie nun wieder ein. Ihre Hände wandern hierbei erst nach vorne und dann weiter nach oben. Ihren Kopf lassen Sie langsam und vorsichtig in den Nacken fallen. Ihr Blick richtet sich nach oben. Bei Nackenproblemen können Sie alternativ auch einen Fuß anheben.
5. Füllen Sie Ihre Lunge so gut es geht, bis oben hin, mit frischer Luft.
6. Nun verweilen Sie im Zustand der Atemfülle und dehnen hierbei Ihren Oberkörper.
7. Atmen Sie nun in drei Schritten aus. Lassen Sie Ihre rechte Hand wieder nach unten gleiten. Dies stellt das erste Atemdrittel dar. Als nächsten Schritt lassen Sie Ihre linke Hand nach unten gleiten. Dies ist das zweite Drittel. Als letzten Schritt - und damit das letzte

Atemdrittel - beugen Sie Ihren Kopf wieder vorsichtig nach vorne und lassen Ihren Kopf nach unten sinken. Atmen Sie hierbei die restliche Luft, die sich noch in Ihrer Lunge befindet, aus.

8. Verweilen Sie nun in der Atemleere.
9. Diesen Vorgang wiederholen Sie ein paar Mal.
10. Bleiben Sie anschließend bequem sitzen und beobachten passiv Ihre Atmung.

Die Wechselseitige Atmung – Nadi Sodhana

Diese Atemtechnik kommt in den yogischen Atemübungen häufig vor. Damit ist die Nadi Sodhana, eine sehr wichtige Übung für die Reinigung der Energiebahnen in ihrem Körper, sowie der Nerven, gemeint. Diese Energiebahnen werden auch Nadis genannt. Durch diese Form der Atemtechnik fühlen Sie sich ausgeglichener und entspannter, außerdem wird die Zellatmung verbessert. Anfänglich gelingt Ihnen der reibungslose Ablauf eventuell noch nicht so gut. Nach ein paar Durchläufen werden Sie jedoch sehen, dass es immer leichter wird. Für diese Atemübung gehen Sie wie folgt vor:

1. Setzen Sie sich aufrecht und bequem hin. Ihre Wirbelsäule sollte wie bei den anderen Übungen auch möglichst gerade sein und nach oben streben. Ihre Schultern lassen Sie schön locker und Ihr Kinn sollte parallel zum Fußboden sein. Alternativ können Sie diese Übung auch im Stehen machen.
2. Als nächsten Schritt nehmen Sie Ihre Sitzhaltung ganz bewusst wahr. Hierbei sollten Sie Ihre Achtsamkeit auf Ihre Atmung legen.
3. Nun bringen Sie Ihre Hand in das Vishnu Mudra. Hierfür beugen Sie Ihren Zeige- und Mittelfinger von Ihrer rechten Hand ein, sodass diese auf Ihrem Ballen liegen. Hierbei sollten Sie versuchen, Ihre anderen Finger der rechten Hand ausgestreckt zu lassen.
4. Führen Sie nun Ihre rechte Hand auf die Höhe Ihrer Nase. Schließen Sie mit Ihrem Daumen das rechte Nasenloch.
5. Durch Ihr linkes Nasenloch atmen Sie schließlich aus und wieder ein.
6. Als nächsten Schritt schließen Sie mit Ihrem rechten Ringfinger Ihr linkes Nasenloch.
7. Verweilen Sie in der Atemfülle.
8. Nun nehmen Sie Ihren Daumen von Ihrem rechten Nasenloch.

Atmen Sie aus.

9. Verweilen Sie in der Atemleere.
10. Ihr linkes Nasenloch lassen Sie verschlossen. Atmen Sie nun wieder durch das rechte Nasenloch ein.
11. Verschließen Sie wieder mit Ihrem rechten Daumen Ihr rechtes Nasenloch.
12. Verweilen Sie in der Atemfülle.
13. Lösen Sie nun langsam Ihren rechten Ringfinger von Ihrem linken Nasenloch.
14. Diesen Vorgang wiederholen Sie anschließend etwa fünf bis siebenmal.
15. Abschließend spüren Sie mit der passiven Atembeobachtung Ihre Atmung nach.

Die Reibelaut Atemtechnik – Ujjayi

Diese Atemübung wird auch die siegreiche Atmung genannt. Vor allem für die Atemverlängerung ist diese Atemtechnik sehr effektiv. Der Reibelaut entsteht durch das Verengen der Stimmritze. Dies ist zu vergleichen mit dem Meeresrauschen. Durch die Ujjayi Atemtechnik wird sowohl Ihr Atemvolumen vergrößert als auch die Atemkraft. Außerdem wird bei dieser Übung Ihr Zwerchfell trainiert, da Sie gegen eine geschlossene Stimmritze atmen müssen. Diese Atemübung erfordert jedoch einiges an Training. Doch nach einigen Durchläufen werden Sie bemerken, dass auch diese Übung Ihnen immer leichter fallen wird und dass Sie sich durch diese Atemübungen klarer und frischer fühlen. Für diese Atemtechnik gehen Sie wie folgt vor:

1. Setzen Sie sich bequem und aufrecht hin. Auch bei dieser Übung sollte sich Ihre Wirbelsäule nach oben strecken und Ihr Kinn zum Fußboden gerichtet sein. Lassen Sie Ihre Hände locker und entspannt auf Ihren Knien ruhen. Sie können diese Übung alternativ auch im Stehen durchführen.
2. Nehmen Sie nun Ihre Sitzhaltung bewusst wahr und achten Sie ebenso bewusst auf Ihre Atmung.
3. Als nächsten Schritt sprechen Sie mit einer kaum hörbaren Flüsterstimme. Sprechen Sie einfach das, was Ihnen gerade in den Kopf kommt.
4. Atmen Sie nun für etwa eine Minute mit einem hörbaren Hauchlaut „haaa" durch den Mund ein und auch wieder aus.
5. Nun schließen Sie Ihren Mund. Atmen Sie mit diesem Hauchlaut weiter.
6. Sie sollten diesen Hauchlaut bzw. Reibelaut immer mehr in Ihrer Kehle spüren. Vielleicht schaffen Sie es auch schon, dass Sie diesen

in Ihrer Brust und Ihrem Kopf wahrnehmen können.

7. Nun verringern Sie die Atemlautstärke.
8. Entspannen Sie Ihre Atmung. Hierfür legen Sie zudem Ihre Zunge an Ihren Gaumen. Hierdurch wird der Effekt noch weiter verstärkt.
9. Sollte Ihnen das Atmen zu anstrengend sein, können Sie eine Pause machen oder auch Gähnen.
10. Zum Schluss beobachten Sie mit der passiven Atembeobachtung noch für einige Minuten Ihre Atmung.

Atem-Tipps

Auch beim Yoga spielt die richtige Atmung eine wichtige und grundlegende Rolle. Nicht nur aus biologischen Gründen ist die Atmung lebensnotwendig. Durch bestimmte Atemtechniken oder auch Pranayama, schaffen Sie es Ihr Wohlbefinden zu steuern bzw. zu beeinflussen. Pranayama bedeutet übersetzt die Kontrolle der Lebensenergie. Sie können sich demnach entscheiden, wie Sie sich fühlen wollen und in welche Stimmung Sie sich versetzen wollen. Der gleiche Effekt wird Ihnen auch beim Yoga zugute gemacht. Möchten Sie die Atemübungen mit Yoga kombinieren, bieten sich die nachfolgenden Atemübungen besonders an.

Die **Bauchatmung** lässt sich leicht in jeden Alltag einbringen. Hierfür atmen Sie ganz bewusst in Ihren Bauch. Sie sollten merken, wie dieser sich hebt und wieder senkt. Beim Einatmen wird Ihr Bauch etwas größer, da er sich mit Luft „füllt". Beim Ausatmen, wo die Luft wieder entweicht, wird Ihr Bauch wieder flach. Atmen Sie nun für etwa drei oder vier Sekunden ein. Anschließend halten Sie die Luft für die gleiche Zeit an. Sie bleiben also in der Atemfülle. Nach der Zeit lassen Sie schließlich die Luft etwas länger entweichen, als Sie eingeatmet haben. Diesen Vorgang können Sie mehrmals wiederholen.

Die **Yoga-Atmung** ist der Bauchatmung in verschiedenen Punkten recht ähnlich. Atmen Sie bei dieser Atemübung in die Brust und gleichzeitig auch in den Bauch. Atmen Sie wieder für drei bis vier Sekunden ein, halten die Luft an und lassen anschließend die Luft wieder entweichen. Sofern Sie schon etwas geübter in den Atemtechniken sind, versuchen Sie die Ausatmung doppelt so lange wie die Einatmung durchzuführen. Vor allem bei geistiger und auch körperlicher Anstrengung eignet sich diese Atemtechnik. Sie wird außerdem in den Yoga-Praxen vollzogen.

Bei der **Schnellatmung** ist der größte Unterschied, dass Sie die Länge Ihrer Atemzüge extrem variieren. Als Erstes führen Sie die Bauchatmung aus und gehen anschließend in die Schnellatmung über. Bei der Schnellatmung sollten Sie, wie der Name schon sagt, sehr schnell ausatmen. Anschließend atmen Sie doppelt so lange ein, wie Sie ausgeatmet haben. Diesen Vorgang wiederholen Sie nun etwa 20 bis 100 Mal. Haben Sie die Schnellatmung schon oft genug durchgeführt und wollen wieder in die normale Atmung übergehen, halten Sie die Luft an und verweilen kurz in der Atemleere. Anschließend gehen Sie wieder in den normalen Atemrhythmus über. Durch diese Atemtechnik nehmen Sie in kurzer Zeit sehr viel Sauerstoff auf, wodurch dies ein echter Muntermacher ist.

Die **Wechselatmung** wird auch als Reinigungsübung bezeichnet und ähnelt etwas der Yoga-Atmung. Hierbei atmen Sie ganz gezielt durch Ihre Nase ein und wieder aus. Setzen Sie sich hierfür bequem hin. Ihre beiden Nasenlöcher werden nun abwechselnd mit Ihren Fingern zugehalten. Sind Sie Anfänger, sollten Sie den Atemtakt so wie bei der Bauchatmung einhalten. Sind Sie allerdings schon fortgeschritten, können Sie die Luft bis zu 30 Sekunden anhalten. Durch diese Atemtechnik trainieren Sie Ihr Herz-Kreislaufsystem. Diese Übung können Sie 30 Minuten lang durchführen.

Die Wim Hof Atemmethode

Wim Hof, oder auch bekannt unter dem Namen „Der Iceman", ist ein Extremsportler. Den Namen Iceman trägt er nicht ohne Grund. Wim Hof hält weltweit zahlreiche Rekorde, was das Aushalten von extremer Kälte anbelangt. Beispiel: der Marathon im Norden des Polarkreises bei rund minus 20 Grad. Hierbei trug er lediglich eine kurze Hose. Schuhe oder andere Kleidungsstücke trug er nicht. Auch bestieg er, wieder in nur einer kurzen Hose, immerhin rund 7400 Meter des Mount Everest. Den Aufstieg musste er abbrechen, da er sich eine Fußverletzung zugezogen hat. Doch auch extrem hohe Temperaturen scheinen Wim Hof nichts auszumachen. In der Wüste Namib lief Wim Hof einen Marathon und das ohne Wasser. Klingt unglaubwürdig, ist aber wahr. Diese außergewöhnlichen Fähigkeiten sind natürlich zum einen die regelmäßige Abhärtung in diesen Bereichen. Doch auch berichtet er, dass ihm hierbei eine ganz bestimmte Atemtechnik, die er selbst entwickelt hat, hilft und unterstützt. Diese Atemtechnik führt natürlich jetzt nicht dazu, dass sie einfach so Eisbaden gehen können oder ohne Probleme durch eine Wüste spazieren können. Doch diese Technik der Atmung kann zu einem klareren und wacheren Geist, sowie einem größeren Fokus führen. Während dieser Atemtechnik kann Ihr Körper anfangen zu kribbeln. Laut Dr. Matthias Wittfoth ist dieses Kribbeln ein positiver Effekt, welcher gut für den Organismus ist. Dennoch sollten Sie sich bei dieser Atemtechnik nicht wohlfühlen, brechen Sie diese ab. Wie bereits erwähnt, ist nicht jede Atemtechnik für jede Person geeignet.

1. Setzen Sie sich bequem, gegen eine Wand oder eine andere Lehne gelehnt, stabil und aufrecht hin. Sie können sich auch bequem auf den Boden legen. Wichtig ist jedoch, dass Sie diese Atemtechnik nicht im Stehen, im Straßenverkehr oder im Eisbad durchführen!
2. Atmen Sie nun für 44 bis 50 Mal schnell und vollständig tief in den Bauch hinein. Atmen Sie nun ganz locker und ganz automatisch, aufgrund der Eigenelastizität der Lunge, aus.

3. Nach dem letzten Atemzug halten Sie nun Ihren Atem für rund 15 Sekunden an. Während des Luftanhaltens aktivieren Sie Ihre Beckenbodenmuskulatur. Stabilisieren Sie außerdem Ihre Hals-, Brust- und Lendenwirbelsäule.
4. Den Vorgang zwei bis vier wiederholen Sie nun für drei bis fünf Runden.
5. Fühlen Sie Ihren Körper und genießen Sie den Effekt. Bleiben Sie hierbei einfach entspannt in Ihrer Position sitzen oder liegen und stehen Sie nach einer für Sie angemessenen Zeit wieder auf.

Yogische Atemmeditation

Hat sich Ihr Bauch durch Stress, Ängste oder Sorgen bereits angespannt, wird dieser zur Atmung kaum noch mit einbezogen. Die Folge ist bekannter Weise die falsche und zu flache Atmung. Die Atemmeditation ist eine Atemtechnik, bei der Sie ganz bewusst auf Ihren eigenen Atem achten, bis Sie entspannt zur Bauchatmung zurückfinden können. Mit Hilfe des Meditationsobjekts bekommt Ihr Geist etwas, worauf er sich konzentrieren kann. Das hilft Ihnen dabei, dass Sie sich nicht so schnell von anderen Reizen ablenken lassen und Sie so schneller in der Meditation versinken können. Für diese leicht zu erlernende Atemmeditation sind von Ihnen keine Vorkenntnisse oder Voraussetzungen notwendig, weshalb sie vor allem für Anfänger der Meditation und der Atemtechniken sehr geeignet ist. Bei dieser Übung lernen Sie, wie Sie Ihren Geist beruhigen können und wie Sie den Weg in die meditative Versenkung finden. Vielleicht gehören auch Sie zu den Menschen, die schnell gestresst sind und denen es allgemein schwerfällt einfach mal loszulassen. Stattdessen denken Sie immer weiter nach, über alles Mögliche. Gerade hier ist die Atemtechnik der Atemmeditation sehr empfehlenswert. Wenn Sie für die Meditation ein anderes Meditationsobjekt als Ihren Atem verwenden möchten, können Sie alternativ auch Klangschalen oder Mantras benutzen.

Anleitung Atemmeditation

1. Begeben Sie sich an einen ruhigen Ort. Sie sollten die nächsten Minuten von niemandem gestört werden.
2. Setzen Sie sich bequem, aber aufrecht auf den Boden oder einen Stuhl. Sie können alternativ auch ein Yoga-Kissen verwenden. Durch die aufrechte Körperhaltung verhindern Sie, dass Sie müde werden. Außerdem begünstigt dies die Bauchatmung sowie den Energiefluss.
3. Legen Sie Ihre Hände locker auf Ihren Schoß. Ihre Augen können

Sie schließen oder geöffnet lassen. Mit offenen Augen sollten Sie allerdings darauf achten, dass Sie keinen Punkt an fokussieren. Sie sollen sich voll und ganz auf Ihre Atmung konzentrieren und nicht auf eine Sache in Ihrer Umgebung.

4. Sind Sie erst Einsteiger der Meditation, beginnen Sie mit etwa fünf Minuten. Als Fortgeschrittene können Sie die Atemmeditation zwischen 15 und 60 Minuten durchführen.

5. Damit Sie den Zustand der entspannten Meditation erreichen, atmen Sie als Erstes einige Male ganz tief und bewusst durch Ihre Nase ein und wieder aus. Atmen Sie dann tief in Ihren Bauch hinein.

6. Richten Sie Ihre Aufmerksamkeit auf Ihren Atem. Achten Sie stets darauf wie er fließt, aber kontrollieren Sie ihn nicht. Dies könnte Ihnen am Anfang sicher noch schwerfallen, aber mit ein bisschen Übung schaffen Sie es, Ihren Atem nicht kontrollieren zu wollen. Achten Sie stattdessen auf die Bewegung Ihres Brustkorbs und Ihrer Bauchdecke.

7. Sollten sich andere Gedanken in Ihren Kopf einschleichen und Sie von der Meditation ablenken, nehmen Sie diese nur kurz wahr und lassen sie dann sofort wieder gehen. Achten Sie stattdessen noch verstärkter auf Ihre Atmung. Es ist normal, dass Ihnen immer mal wieder ein Gedanke aufkommt, wenn Sie noch am Anfang stehen.

8. Nach einer Weile werden Sie allerdings merken, dass sich Ihre Atmung verändert. Sie wird ruhiger und tiefer. Dieses sollten Sie einfach wahrnehmen, aber nichts verändern. Diese Veränderung ist genau das, was Sie erreichen wollen.

9. Sobald Sie mit der Meditation fertig sind und aus ihr herauskommen wollen, richten Sie Ihren Geist und Ihre Gedanken zurück in die Gegenwart. Spüren Sie in Ihren Körper hinein und lassen Sie Ihre Augen noch kurz geschlossen.

10. Öffnen Sie langsam Ihre Augen und nehmen Sie das entspannende Gefühl der lockeren Bauchatmung wahr.

Die yogische Atemmeditation bei Depressionen

Vielleicht kennen auch Sie jemanden, der an Depressionen leidet? Die yogische Atemmeditation kann helfen, wo Antidepressiva nur bei etwa der Hälfte der Patienten nachweislich Wirkung zeigen. Der große Nachteil an den Medikamenten, die bei Depressionen eingesetzt werden, ist, dass die Nebenwirkungen zum Teil recht hoch sind. Zeigen Sie nicht die gewünschte Wirkung, kommt ein anderes Medikament hinzu oder das vorherige Medikament wird gegen ein stärkeres abgelöst. Alternativ zu der klassischen Herangehensweise bei der Behandlung von Depressionen, können Sie mit Hilfe der ganzheitlichen Maßnahme der yogischen Atemmeditation die Depressionen verbessern und auch Angstzustände verringern. So kann es geschafft werden, die starken Medikamente wieder gegen schwächere Medikamente zu tauschen oder ggf. sogar ganz ohne Medikamente auszukommen. Dies ist natürlich nicht von Anfang an der Fall. Auch hier bedarf es etwas an „Training" der Atemmeditation, bis gewährleitet werden kann, für sich selbst alle Vorkehrungen der Meditation treffen zu können, die die Meditation am besten und am wirkungsvollsten unterstützen.

Erst im November 2016 wurde von der University of Pennsylvania, von den Forschern der Perelman School of Medicine, eine sehr interessante Studie veröffentlicht. In dieser Studie wurde bekannt, dass selbst, wenn die starken Medikamente bei der Depression-Therapie keine Wirkung zeigen, die Atemmeditation des Sudarshan Kriya Yogas Linderung verschafft. Diese Untersuchung der Studie wurde schließlich in dem Journal of Clinical Psychiatry veröffentlicht. Die Ergebnisse, die in der Studie erzielt wurden, bestätigen die Erfahrungen, die seither mit der Atemmeditation erreicht wurden und mit denen die Betroffenen ihre Depressionen in den Griff bekommen haben. In einer weiteren randomisierten und kontrollierten Pilotstudie von dem Neuropsychiater der psychiatrischen Fakultät der University of

Pennsylvania Dr. Anup Sharma, wurde festgestellt, dass durch die Atemmeditation die Symptome der Depressionen und auch deren Angstzustände sich signifikant verbesserten. Bei rund 25 Patienten konnte trotz der Einnahme von Antidepressiva über einen Zeitraum von acht Wochen keine Besserung festgestellt werden. Diese Patienten wurden schließlich in zwei Gruppen aufgeteilt, bei der die eine Gruppe weiterhin Ihre normale Medikation einnimmt und die andere Gruppe auf die Atemmeditation zurückgreift.

So lernte die Gruppe während der ersten Woche das Sudarshan Kriya Yoga, also die genauen Yogapositionen, die Meditation und auch das Stressmanagement. In den übrigen zwei bis acht Wochen haben die Teilnehmer der Studie einmal in der Woche an einem Gruppen-Yogakurs teilgenommen. Die erlernten Übungen und Techniken praktizierten sie die restlichen Tage zu Hause. Während am Anfang der Studie der Wert auf der Hamilton-Skala bei 22 lag, wurde der Wert mit der Atemmeditation nach rund zwei Monaten auf rund 12 reduziert. Eine Verbesserung der Skala und der Angstzustände in der Medikamentengruppe konnte nicht beobachtet werden. Für die Ermittlung der Schwere von depressiven Störungen ist die Hamilton-Skala das am meisten verbreiteten Diagnosewerkzeug, wodurch die Ausprägung von Stimmung, Energie, Interesse an Aktivitäten, Selbstmordgedanken und auch Schuldgefühle bewertet sowie beurteilt werden. Durch die Atemmeditation wird auch der Stresshormonspiegel reduziert.

Sudarshan Kriya Atemmeditation

Die Sudarshan Kriya Atemmeditation bedeutet ins Deutsche übersetzt so viel wie „Das zum Vorscheinkommen des Guten“. Im Jahr 1982 wurde die Effektivität dieser Atemtechnik entdeckt. So behauptete der Friedensbotschafter und spirituelle Sri Sri Ravi Sankar, dass der Körper und auch der Geist durch diese Atemmeditation ruhiger werden und auch die positive Energie gesteigert wird. Auch in unterschiedlichen Studien die von Biological Psychology: The Annals of the New York Academy of Sciences veröffentlicht wurden, zeigten, dass es durch die Sudarshan Kriya Atemmeditation geschafft werden kann, dass das Stresslevel deutlich sinkt und auch Depressionen gelindert werden können. Außerdem wird das Immunsystem unterstützt und so gestärkt. Damit auch Sie diese positiven Auswirkungen der Atemmeditation für sich nutzen können, gehen Sie wie folgt vor:

1. Setzen Sie sich in einer bequemen Position auf den Boden und lehnen Sie sich gegen eine Wand oder eine andere Rückenlehne.
2. Schließen Sie nun die Augen.
3. Beginnen Sie jetzt einen tiefen Atemzug durch die Nase, tief und vollständig bis in den Bauch hinein. Während Sie einatmen, strecken Sie Ihren Bauch etwas nach vorne. Beim Ausatmen machen Sie es genau umgekehrt, Sie ziehen Ihren Bauch also wieder ein. Diese tiefe Ein- und Ausatmung machen Sie zweimal.
4. Nun atmen Sie nochmals, aber langsam vollständig und tief, bis in den Bauch hinein. Zählen Sie hierbei bis fünf. Atmen Sie jetzt schön langsam und vollständig wieder aus. Zählen Sie auch hierbei bis fünf. Machen Sie diesen Durchlauf insgesamt zehnmal.
5. Jetzt atmen Sie genauso tief ein wie vorher, allerdings schneller.

Zählen Sie hierbei bis drei. Atmen Sie gleichmäßig sowie vollständig aus. Zählen Sie auch hier bis drei und wiederholen Sie diesen Vorgang auch insgesamt zehnmal.

6. In diesem Schritt atmen Sie noch schneller, stoßweise und abrupt, aber genauso tief und vollständig ein. Zählen Sie hierbei bis eins. Atmen Sie im gleichen Takt aus, wie Sie auch eingeatmet haben. Zählen Sie auch hierbei bis eins. Diesen Vorgang wiederholen Sie nun 15 Mal.
7. Die Schritte von vier bis sechs wiederholen Sie insgesamt nun dreimal. Sie machen also drei Durchläufe.
8. Nun legen Sie sich auf den Boden. Warten Sie ab, bis sich Ihre Atmung wieder normalisiert. Nun können Sie entweder noch auf dem Boden liegenbleiben oder sich wieder hinsetzen.
9. Achten Sie auf Ihr Körpergefühl und genießen Sie es.

Wie Sie durch unterstützende Maßnahmen die größte Entspannung finden

MEDITATION

Seit Jahrtausenden wird die Meditation von ganz unterschiedlichen Leuten praktiziert. Doch vor allem in Indien kann man es als „Volkssport" betrachten. Wer bis vor einigen Jahren meditiert hat, galt hierzulande schnell als Hippie. Doch in den letzten Jahren hat sich der Blick auf die Meditation verändert. Während der Meditation geht es darum, dass Sie den Augenblick bewusst wahrnehmen und die Dinge so sehen, wie sie eben sind. Außerdem geht es darum, dass Sie das Hier und Jetzt bewusst wahrnehmen, in Ihren eigenen Körper hineinhören und sich auf diesen besinnen. In der aktuellen Zeit, wo so viel auf Leistung und Produktion gepolt ist, kann die Meditation eine sehr gute Auszeit sein und den vorhandenen Stress abbauen. Wenn ein Körper dauerhaft unter Stress steht, werden auch bestimmte und wichtige Prozesse im Gehirn beeinträchtigt. Mit der Meditation wird es geschafft, den Stress abzubauen und dem Körper und Geist die nötige Ruhe wiederzugeben.

Wie also auch bestimmte Atemtechniken, zielt die Meditation darauf ab, Stress abzubauen und zur Ruhe zu finden. Gemeinsam durchgeführt, kann Ihnen dies besonders gut helfen. Vielleicht fragen auch Sie sich jetzt, was die Meditation mit einer erhöhten Gehirnleistung zu tun hat. Vielleicht denken auch Sie, dass sich das Gehirn doch entspannt und zur Ruhe kommt, wenn man meditiert. Doch in der Realität sieht es etwas anders aus. Während der Meditation geschieht im Gehirn eine ganze Reihe von verschiedenen Aktivitäten. Vor allem die Zellen sind hier besonders aktiv. Doch für eine erhöhte Zellenaktivität wird auch ebenso eine erhöhte Sauerstoffaufnahme und Energie notwendig um die innere Atmung, also die Zellatmung, gut mit Sauerstoff versorgen zu können. In dem Bender Institut for Neuroimaging in Gießen hat man sich mit einer gehirnanregenden Meditation beschäftigt. Bei dieser Art der Meditation wurde etwas Besonderes herausgefunden. So wurde festgestellt, dass das Gehirn bei den Leuten, die regelmäßig die Meditation praktizieren, eine veränderte Gehirn-Struktur aufweist. Zudem fanden die Forscher der Universität in Gießen heraus, dass das Gehirn mehr von der grauen Substanz gebildet hat. In dieser grauen Substanz werden alle Reize verarbeitet, die Ihr Gehirn aufnimmt. Sei es das Riechen, Schmecken oder irgendein Gedanke, den Sie haben. Ebenso werden Ihre Wahrnehmungsprozesse verbessert, sofern mehr von dieser grauen Substanz vorhanden ist. Man kann also sagen, dass Sie bei der regelmäßigen Durchführung der Meditation aufmerksamer werden. In der Faculty of Psychology and Neurosciene in Maastricht hatte man sich diese Erkenntnis zunutze gemacht. Die Forscher aus Maastricht untersuchten den altersbedingten Rückgang der Gehirnleistung im Zusammenhang mit der Meditation.

Zwar sind diese Untersuchungen noch ganz am Anfang, allerdings gehen die Forscher bereits jetzt davon aus, dass die Gehirnleistung durch die Meditation stabilisiert werden kann und der altersbedingte Rückgang der Gehirnleistung ausgebremst werden kann. Diese Aussage unterstreichen die Probanden, die regelmäßig meditieren, wodurch der Abbau der grauen Substanz bereits ausgebremst wurde. Da das Gehirn dauerhaft Reize aller Art wahrnimmt, egal ob innere oder äußere Reize, können Sie mit der Meditation Ihr Gehirn entlasten. Durch die „Beobachterposition“, die Sie während der Meditation durch die Verringerung der äußeren Reize und Erhöhung der Wahrnehmung des eigenen Körpers und Geists einnehmen, wird der Hippocampus angeregt. Dieser Bereich Ihres Gehirns ist sowohl für das Verarbeiten von Gefühlen als auch für jegliche Art von Lernprozessen zuständig. An der Harvard University haben Forscher untersucht, wie das Verhältnis der Meditation mit dem Gehirn tatsächlich ist. Auch hier wurde wieder Erstaunliches herausgefunden. Die Forscher konnten das deutliche Wachstum des Hippocampus durch die Meditation bestätigen. Ebenso wurde festgestellt, dass, wenn man sehr unter Stress leidet, das wichtige Gewebe des

Hippocampus abstirbt. Dieses Gewebe kann nur neu gebildet werden, wenn der Stress reduziert wird.

Meditationsanleitung

Bevor Sie mit der Meditation beginnen, begeben Sie sich an einen Ort bzw. Platz, an dem Sie sich wohlfühlen. Sie sollten für den Zeitraum während der Meditation nicht gestört werden. Legen Sie also Ihr Handy in einen anderen Raum und schalten Sie alle anderen Dinge, die Sie in Ihrer Ruhe stören könnten, aus.

1. Beginnen Sie mit der „Anapana-Meditaion". Hierfür legen Sie all Ihre Konzentration auf Ihre Atmung, allerdings ohne, dass Sie den Atem bewusst kontrollieren. Hierdurch können Sie in einen Zustand der konzentrierten Entspannung gelangen. Am besten ist es für den Anfang, wenn Sie sich immer eine Tageszeit aussuchen, um diese Übung zu machen. Hierdurch können Sie leichter eine Routine aufbauen, die Ihnen dabei hilft, durchzuhalten und am Ball zu bleiben.
2. Am Anfang setzen Sie sich aufrecht hin. Entweder auf einen Stuhl oder ein Yoga-Kissen. Hauptsache Sie sitzen bequem. Legen Sie Ihre Hände auf Ihre Oberschenkel. Für den Anfang ist es leichter, wenn Sie eine gewohnte Haltung einnehmen. So können Sie sich voll und ganz auf Ihren Atem konzentrieren und müssen sich nicht noch mit der richtigen Körperhaltung auseinandersetzen. Sind Sie hierbei schon etwas geübter, können Sie sich auch in den Lotussitz oder einen anderen Yoga-Sitz setzen oder sich in eine liegende Position begeben.
3. Sie können Ihre Augen geöffnet oder geschlossen halten. Beginnen Sie damit, sich auf Ihre Atmung zu konzentrieren. Wie gelangt die Luft über Ihre Nasenlöcher in die Lunge und wieder raus. Konzentrieren Sie sich lediglich auf das Gefühl, was Sie hierbei spüren. Sollten Ihre Gedanken auf Abwege kommen, konzentrieren Sie sich wieder auf die Atmung.

4. Bleiben Sie nun in diesem Zustand für etwa 5 bis 10 Minuten. Öffnen Sie anschließend die Augen, sofern Sie diese geschlossen hatten und nehmen sich etwas Zeit, damit Sie Ihre Umgebung wieder bewusst wahrnehmen. Starten Sie nun in Ihrem ganz eigenen Tempo in den Alltag. Sie werden sich gut fühlen!
5. Denken Sie daran, alle Dinge, die man neu beginnt, dauern immer etwas, bis man Sie gut beherrscht und es einem nicht mehr so schwerfällt, diese Dinge auch einzuhalten. Ihr Ziel hierbei sollte zunächst sein, diesen Ablauf täglich für 5 bis 10 Minuten durchzuführen und sich so Ihre persönliche Auszeit zu holen. Sie werden am Anfang eventuell auch Probleme haben, sich vernünftig auf Ihre Atmung zu konzentrieren. Das ist ganz normal und bedarf lediglich etwas Übung. Das Wichtigste hierbei ist, dass Sie am Ball bleiben. Sie werden schon nach ein paar Malen merken, dass es Ihnen leichter fällt.

ACHTSAMKEIT

Die Achtsamkeitsübungen stammen ursprünglich aus dem Buddhismus. Vielleicht kennen auch Sie diesen Begriff der Achtsamkeit bereits aus der Meditation oder auch aus dem Yoga. Leben Sie im Hier und Jetzt, sowohl mental als auch körperlich. Dies bedeutet, achtsam zu sein. Dieses geistige Bewusstsein, das den Moment so wichtigmacht, geht vor allem in der heutigen Zeit immer mehr verloren. Ihr Geist wird nahezu überall abgelenkt. Daher ist es für Sie umso wichtiger, dass Sie es schaffen, Ihre Gedanken zwischendurch ruhen zu lassen und sich nur auf den Moment zu konzentrieren. Auch die Zufriedenheit hat etwas mit Achtsamkeit zu tun. Dies ist ganz einfach. Denn sobald Sie sich keine Gedanken mehr um das bereits Vergangene oder das noch Bevorstehende machen, fällt es Ihnen leichter im Hier und Jetzt zu leben und die Momente bewusster wahrzunehmen. Hinzu kommt, dass Achtsamkeit ebenso bedeutet, die Augenblicke, die Sie erlebt haben, weder positiv noch negativ zu bewerten. Hier sind das Wahrnehmen und Akzeptieren die Devise. Schaffen Sie es, Ihre Gedanken zu bündeln und zu beruhigen, steigert sich Ihre geistige Stärke. Diese geistige Stärke hilft Ihnen, vor allem in Stress Situationen, ruhig zu bleiben. Wie Sie bereits wissen, ist Stress mit ein Grund für eine falsche Atmung. Beherrschen Sie die Achtsamkeit, können Sie es schaffen negative Gedanken und auch Emotionen auszublenden und Ihre gesamte Aufmerksamkeit der Situation widmen. Heute wird gehandelt und nicht morgen. Mit der Achtsamkeit können Sie es schaffen den Stress zu verringern und zu bewältigen, auch können Sie einem Burnout vorbeugen, ein besseres Mitgefühl entwickeln und auch zu einer besseren Selbstkontrolle zu gelangen. Doch auch die Reflektion Ihrer eigenen Reaktionen und Handlungen gelingt Ihnen besser, außerdem schaffen Sie es hierdurch zu einer besseren Klarheit zu gelangen, sich besser ausdrücken und kommunizieren zu können. Ebenso steigern sich Ihre kognitiven Fähigkeiten. Doch auch was die Konfliktbewältigung angeht, werden Sie durch die Achtsamkeitsübungen souveräner, es fällt Ihnen leichter die bessere Entscheidung zu treffen und eine bessere work-life-balance zu erreichen.

Um Stress also zu verhindern und damit Sie besser mit Stress umgehen können, ist es wichtig die Achtsamkeit zu trainieren. Stehen Sie derzeit unter Stress werden von Ihrem Körper bestimmte Hormone ausgeschüttet. Diese Hormone sind das Adrenalin und das Noadrenalin und zudem Cortisol. Aufgrund dieser Hormonausschüttung werden Ihr Geist sowie Ihre Leistungsfähigkeit für einen Moment gepusht und Ihre Leistungsfähigkeit steigt. Dies klingt im ersten Moment gar nicht so übel, doch besteht der Stress länger, sieht die Sache wieder ganz anders aus. Wie immer macht die Dosis das Gift und Stress muss grundsätzlich in zwei Arten unterschieden werden - und zwar in den positiven und in den negativen Stress. Außerdem kann man ihn unterteilen in den akuten Stress und in chronischen Stress.

Während sich der akute gelegentliche Stress positiv auf Ihre Leistung auswirkt, bewirkt chronischer Stress genau das Gegenteil. Die Leistung wird immer schwächer und Ihre Atmung immer schlechter. Hat der Stress erst einmal die Überhand gewonnen, gibt es zwischen den gesamten Belastungen keine Entspannungsphasen mehr, was zu einer noch größeren Hormonausschüttung führt. Dies kann sogar dazu führen, dass Ihre geistige Performance ebenso darunter leidet und immer schwächer wird. Aufgrund der zu flachen Atmung wird das Gehirn zusätzlich mit zu wenig Sauerstoff versorgt, was ebenso zu Leistungseinbußen führt. Sie sehen also, es ist ein Teufelskreis. Doch keine Sorge, auch hierfür gibt es Abhilfe, dazu aber später mehr. Die immer größer werdenden Anforderungen, der immer größer werdende Leistungsdruck und die Schnelllebigkeit sind heutzutage größer denn je. Nach dem Feierabend werden die Mails nochmal gecheckt und am Wochenende natürlich auch. Die Erreichbarkeit ist dauerhaft via Smartphone gegeben, welches einen sehr hohen Preis für die heutige Gesellschaft darstellt. Daher ist es für Sie noch umso wichtiger, dass Sie einen guten Ausgleich finden. Durch so einen Ausgleich können Sie es dann schaffen, zur Ruhe zu kommen, Ihre Gesundheit und Ihre Motivation nicht zu schaden und persönliche Kontakte zu pflegen und das nicht über das Smartphone, sondern auf die „alte Art“ - der direkte Kontakt zu seiner Familie, Freunden und Mitmenschen, statt den Kontakt über Social media & Co.

Achtsamkeitsübungen

Haben Sie schon einmal von der MBSR-Methode gehört? Diese MBSR-Methode ist eine Abkürzung und steht für Mindfulness-Based Stress Reduction. Übersetzt heißt das so viel wie Stressbewältigung durch Achtsamkeit. Auch diese Methode basiert wieder auf den buddhistischen Lehren und auch hier wird wieder die positive Wirkung auf den Körper und den Geist genutzt. Bei der MBSR-Methode gibt es unterschiedliche Übungen.

Die **Sitzmeditation** ist schon bekannt, doch auch hier kommt sie wieder zum Tragen. Sie begeben sich in eine bequeme Sitzposition oder in den Lotussitz. Dann schließen Sie die Augen und konzentrieren sich auf Ihre Atmung für zehn Minuten. Sollten Sie kein Meditationsanfänger sein, können Sie die Zeit auch deutlich verlängern.

Die **Gehmeditation** ist eine sehr schöne Methode, um den Kopf wieder freizubekommen und bietet sich sehr gut für den Alltag oder für zwischendurch an. Hierbei ist die Bewegung mit der Atmung und dem Gehirn verbunden. Sie können diese Übung überall durchführen, sei es im Park, in einem

Wald oder auf dem Weg zur Arbeit. Versuchen Sie hierfür sich nur auf Ihre Schritte zu konzentrieren. Vergessen Sie alles, was um Sie herum ist und denken Sie auch sonst nicht an das, was noch ansteht. Schalten Sie also Ihre Gedanken aus und beschränken Sie Ihre Wahrnehmung auf Ihre Schritte.

Bei dem **Achtsamkeits-Yoga** vereinen Sie Ihren Körper und Ihren Geist. Auch diese Übung verbindet wieder die Bewegung mit der Meditation. Damit Sie den Augenblick bewusst wahrnehmen und ein Bewusstsein hierfür entwickeln können, gibt es die Achtsamkeits-Yoga-Übungen. Diese schulen Sie in diesem Punkt.

Achtsamkeitsübungen für den Alltag

Selbstverständlich ist es nicht möglich von heute auf morgen den eigenen Stress in positive Gedanken zu verwandeln. Dies ist ein Prozess, doch er lohnt sich allemal. Mit Hilfe von bestimmten Übungen, können Sie es allerdings schaffen, Ihre Achtsamkeit nach und nach zu trainieren. So erreichen Sie ein Gefühl für das Hier und Jetzt. Folgende Übungen können Sie wunderbar in Ihren Alltag einbauen:

Starten Sie bewusst in den Tag, indem Sie morgens ruhig noch etwas im Bett liegen bleiben und den Tagesbeginn ganz bewusst wahrnehmen. Konzentrieren Sie sich hierbei auch ganz bewusst auf Ihre Atmung und Ihre Stimmung. Fragen Sie sich hierbei selbst, wie Sie sich fühlen und was Sie spüren.

Das **Innehalten** bietet sich vor allem immer dann an, wenn um Sie herum das Chaos ausbricht. So als würden Sie eine Festung um sich und den Stress bauen, sodass er Ihnen nichts anhaben kann. Versuchen Sie also, immer mal wieder für ein paar Minuten innezuhalten. So können Sie den Moment besser erleben und sich eine kleine Auszeit gönnen.

Durch die **bewusste Wahrnehmung von gewöhnlichen Dingen,** sei es das Duschen, das Kochen oder auch das Zähneputzen oder Autofahren. Fokussieren Sie sich immer mal wieder auf das, was Sie gerade in dem Moment tun. Hierbei ist es egal, ob es eine ganz kleine banale Sache ist. Hierbei fragen Sie sich dann, was Sie gerade denken oder fühlen. Diese Gedanken sollen Sie jedoch nicht bewerten.

Die richtige Atmung ist extrem wichtig. Atmen Sie bewusst mit der Vollatmung ein, so werden alle Zellen mit der ausreichenden Sauerstoffmenge versorgt. Dies führt unter anderem zum Stressabbau. Atmen Sie bewusst und spüren Sie, wie sich die Atmung anfühlt. Versuchen Sie immer tiefer und ruhiger zu atmen und stellen Sie Ihre Gedanken so gut es geht ab. Konzentrieren Sie sich lediglich auf Ihre Atmung.

Das **Genießen von Mahlzeiten** kommt in der heutigen Zeit auch immer mehr zu kurz. Meistens wird schnell die Mahlzeit in sich reingeschaufelt und dann geht's weiter im Takt. Konzentrieren Sie sich also auf jeden Bissen und genießen Sie Ihr Essen. Das ist nicht nur lecker, sondern auch gut für Ihr Gemüt.

Die **Langeweile nutzen** wirklich die Wenigsten. Aufgrund des Lebensstils, den die meisten Menschen führen, wurde völlig vergessen wie es ist, wenn man Langeweile hat. Schnell kommt dann das Smartphone raus, um diese langweilige Phase zu überbrücken. Dabei können Sie während Ihnen langweilig ist, diesen Moment positiv nutzen. Schulen Sie stattdessen Ihre Achtsamkeit, indem Sie sich auf Ihre Atmung und den Moment konzentrieren.

Gleichmut tut immer gut. Zumindest dann, wenn Sie damit umgehen können. Sollte wieder jemand seine Aufgabe nicht erledigt haben oder Sie haben wieder einen dummen Spruch gehört, bringt es Ihnen nichts, immer wieder direkt an die Decke zu gehen. Diese Energie, die Sie hierbei verbrauchen, können Sie stattdessen viel besser nutzen und sollten Sie sich daher lieber aufsparen. Üben Sie sich stattdessen in Gleichmut.

Beenden Sie den Tag richtig, indem Sie noch einmal über den vergangenen Tag nachdenken und alles Revue passieren lassen. Hierbei können Sie die Momente reflektieren, in denen Sie zufrieden waren. Atmen Sie hierbei schön gleichmäßig in Ihren Bauch und in Ihre Brust per Vollatmung. Spüren Sie, wie sich Ihre Atmung positiv in Ihnen ausbreitet. Am Anfang reicht es bereits, wenn Sie kleine Achtsamkeits-Rituale einführen. Diese sollten Sie immer regelmäßig in Ihren Tagesablauf miteinplanen. Nach der

Gewöhnungsphase werden Sie merken, dass Ihre mentale Stärke steigt. Ebenso fühlen Sie sich Ihren Aufgaben besser gewachsen.

YOGA

Die meisten Menschen denken, wenn sie das Wort Yoga hören, unweigerlich an die körperlichen Stellungen wie die Kobra, den Handstand oder den Hund. Doch bei den Yoga-Übungen ist die richtige Atmung eines der elementarsten und zentralsten Dinge. Im Yoga wird die Atmung als eine Art Bindeglied zwischen Ihrem Geist und Ihrem Körper gesehen. So steht auch das Sanskrit-Wort Yoga für Verbindung. Man kann also durchaus sagen, dass die Atemübungen hier sowohl eine psychische, eine körperliche und auch eine energetische und spirituelle Rolle spielen.

Meistens werden Atemübungen vor den eigentlichen Yogastellungen gemacht. Sie können die Atemübungen hier als eine Art Vorbereitung oder auch als ein Teil der verschiedenen Meditationstechniken sehen. Die verschiedenen Atemtechniken können Sie demnach sowohl einzeln als auch in Kombination mit den Yoga-Stellungen praktizieren. Als einer der elementarsten Bestandteile des Yogas ist die Atmung mal ganz bewusst oder unterbewusst, dann mal gelenkt oder mal fließend. Alle diese Atemtechniken besitzen bestimmte Bedeutungen und auch unterschiedliche Wirkungen.

Das Sanskrit Prana steht im Yoga für die Lebensenergie und der Begriff Pranayama steht für die kontrollierte Führung Ihrer eigenen Atmung.

Der Grundsatz im Yoga lautet, dass, wenn Sie Ihren Atem führen können, können Sie ebenso Ihre Gedanken führen. So dient der Atem bei zahlreichen Meditationstechniken als eine Art Anker für Ihre Konzentration, sodass Sie es schaffen können, dass Ihre Gedanken nicht abschweifen.

Bereits in den alten Schriften der Bhagavad Gita, den Yoga Sutras von Patanjali, die bereits vor tausenden von Jahren geschrieben wurden, spielt Prana eine sehr wichtige Rolle. So sind Yoga und Pranayama bereits auch geschichtlich gesehen seit dem Anfang miteinander verbunden. Im Pranayama ist immer wieder von der Kontrolle der eigenen Gedanken die

Rede. Dies ist allerdings nicht negativ assoziiert, sondern positiv. Ihre Gedanken sollen Sie bei diesen Übungen nämlich nicht unterbewusst steuern. Stattdessen sollen Sie selbst die Führung Ihres Seins übernehmen. Sollten Sie sich von gewissen Ängsten oder aber auch von Ihren Gedanken wie ferngesteuert fühlen, wissen Sie, was hier in etwa gemeint ist. Die yogischen Atemtechniken, werden immer wieder wissenschaftlich untersucht, allerdings wird Pranayama selten auch isoliert betrachtet. Doch in bestehenden Untersuchungen wurde bekannt, dass zum Beispiel das Bedürfnis nach Nikotin nach den Pranayama-Übungen deutlich gesunken ist. Auch haben Wissenschaftler von dem Karolinska Insitut in Schweden im Jahr 2018 herausgefunden, dass die Nasenatmung sich sogar positiv auf die Gehirnfunktion auswirkt. So wurde festgestellt, dass das Vermögen der Erinnerungen bei der Nasenatmung besser war als bei der Mundatmung.

Auffallend ist ebenso, dass in den allermeisten Pranayama-Übungen, sowie auch allgemein im Yoga, die Nasenatmung bevorzugt wird und auch als die übliche Technik angesehen wird. Die Mundatmung kommt nur in bestimmten Übungen vor. Das wissenschaftliche Interesse an der Yogapraxis ist darin begründet, dass durch den derzeitigen Boom die positiven Auswirkungen auf die Gesundheit immer weitergetragen werden. Außerdem besteht durch diese kostenlose Möglichkeit, die Gesundheit positiv zu beeinflussen, auch eine große Anzahl von Befürwortern.

Doch nicht nur auf die Gedächtnisleistung, sondern auch auf das Nervensystem, haben die Pranayamas positive Auswirkungen. In der Medizin ist schon länger bekannt, dass es zu Wechselwirkungen zwischen dem Geist und dem Körper kommt. So können Sie Ihre Atmung als das Bindeglied zwischen den beiden Teilen des Nervensystems betrachten. Denn das vegetative Nervensystem, auch autonomes Nervensystem genannt, können Sie nicht willentlich steuern. Das vegetative Nervensystem übernimmt die Funktionen des Herzschlags, der Verdauung, sowie des Stoffwechsels und weitere autonom laufende Körperfunktionen. Der andere Teil des Nervensystems ist das somatische Nervensystem. Mit diesem Nervensystem können Sie ganz bewusst Ihre Muskeln steuern. Zwar ist auch Ihre Atmung autonom, doch lässt sie sich auch bewusst steuern. Aufgrund dieser Tatsache können Sie mit Hilfe der Pranayama direkten Einfluss auch auf das vegetative Nervensystem und die damit verbundenen Körperfunktionen nehmen. Doch wann macht es denn nun Sinn, Yoga zu praktizieren? Die Antwort ist eigentlich ganz einfach. Yoga hilft jedem bei stressbedingten Erkrankungen und da heutzutage fast jeder stressbedingte Problem hat, kann man durchaus sagen, dass es für jeden auch Sinn macht. Mit Hilfe der Atemtechniken können Sie es schaffen, dass Sie den Stress weniger belastend finden und dazu noch ein besseres Stressmanagement, sowie die Stärkung der Resilienz, also Ihrer seelischen Widerstandskraft, bekommen.

Die vollständige Yoga-Atmung

Bei dieser Atemübung ist es am besten, wenn Sie mit der Bauchatmung beginnen. Sollten Sie die Bauchatmung schon ganz gut beherrschen, gehen Sie zur vollständigen Yoga-Atmung über. Diese Atemtechnik sorgt für entspannte Muskeln und eine gute Sauerstoffversorgung.

1. Beginnen Sie entweder auf dem Rücken liegend oder setzen Sie sich bequem hin.
2. Legen Sie eine Hand auf Ihren oberen Rippenbogen und die andere seitlich an Ihren Bauch.
3. Atmen Sie nun in Ihren Bauch ein. Hierbei sollte sich die untere Hand etwas heben. Denselben Atemzug atmen Sie noch etwas höher in den Brustkorb und noch ein Stückchen weiter bis in die oberen Lungenspitzen. Ganz zum Schluss sollte sich nun Ihre obere Hand etwas heben.
4. Atmen Sie aus. Hierbei sollte sich nun als Erstes der Brustkorb senken und anschließend der Bauch, sowie die darauf liegende Hand.
5. Diesen Ablauf können Sie nun für fünf bis zehn Minuten immer wieder durchführen.

Die Anuloma Viloma /Nadi Shodana – Wechselatmung

Dieser Atemtechnik-Klassiker besitzt gleich zwei Namen und ist vor allem am Anfang noch nicht ganz leicht. Doch sobald Sie sich hieran gewöhnt haben, bietet diese Atemtechnik eine sehr gute Möglichkeit, damit Sie es schaffen, sich über einen längeren Zeitraum komplett auf sich selbst zu konzentrieren. Laut der Tradition kann diese Atemtechnik Ihnen dabei helfen, sowohl die rechte als auch die linke Gehirnhälfte zu harmonisieren.

1. Setzen Sie sich in einer bequemen Position aufrecht hin.
2. Der folgende Rhythmus ist 4:4:8
3. Verschließen Sie nun mit Ihrem Daumen oder Ihrem Ringfinger das rechte Nasenloch. Wichtig ist, dass Sie immer den Daumen und den Ringfinger benutzen. Atmen Sie durch das linke Nasenloch ein und zählen Sie dabei bis vier.
4. Verschließen Sie nun beide Nasenlöcher mit dem Daumen und dem Ringfinger. Zählen Sie hierbei wieder bis vier.
5. Öffnen Sie jetzt das rechte Nasenloch und atmen Sie aus. Hierbei zählen Sie bis acht.
6. Atmen Sie wieder durch das rechte Nasenloch ein und zählen hierbei bis vier.
7. Öffnen Sie Ihr linkes Nasenloch und atmen Sie aus. Zählen Sie hierbei wieder bis acht. Dies war die erste Runde. Nun können Sie diesen Ablauf für einige Minuten fortsetzen.

Sind Sie in dieser Atemtechnik schon fortgeschritten, können Sie den Rhythmus anpassen. Dieser sieht dann so aus. 4:8:8 oder 4:16:8.

Die Uddiyana Bandha – Atemtechnik

Diese Atemtechnik ist recht dynamisch und wirkt sehr gut gegen die inneren Verspannungen. Diese Übung bietet sich vor allem morgens an, um fit für den Tag zu werden oder abends nach der Arbeit, um den Stress abzubauen.

1. Stellen Sie sich entspannt hin und atmen Sie zweimal ganz normal

ein und wieder aus.

2. Atmen Sie nun mit dem Mund vollständig aus und gehen hierbei leicht in die Knie. Ziehen Sie hierbei Ihren Bauch ein und ziehen Sie ihn leicht nach oben.
3. Legen Sie Ihr Kinn auf die Brust und die Zunge an Ihren Gaumen.
4. Es entsteht eine Art Vakuum in Ihrem Bauch. Halten Sie diesen einen Moment.
5. Sobald der Impuls zum Einatmen kommt, atmen Sie durch die Nase ein und richten sich dabei wieder auf.
6. Diesen Ablauf können Sie nun zwei bis viermal wiederholen.

Die verschiedenen Mantras in Kombination mit den Atemtechniken

Während Sie die Atemtechniken durchführen, können Sie auch mit Hilfe von Meditation und den verschiedenen Mantras eine noch größere Entspannung finden. So bedeutet das Wort Mantra übersetzt so viel wie Lied, Spruch oder Hymne und stammt aus dem Sanskrit. Traditionell gesehen, handelt es sich bei den Mantras um eine sehr wirkungsvolle und auch heilige Silbe. Doch auch können Mantras ein ganzes Wort oder sogar ein ganzer Vers sein. Den verschiedenen Mantras wird nachgesagt, dass sie die spirituelle Energie und Kraft transportieren. Sie können die Mantras entweder in Ihrem Geist stumm wiedergeben oder Sie flüstern diese vor sich hin. Auch ist es möglich, dass Sie diese wie in einem Gesang oder einfach laut vortragen. Mittlerweile gibt es neben den traditionellen auch neue und moderne Mantras. Sie müssen allerdings nicht zwangsläufig auf die schon bestehenden Mantras zurückgreifen. Sie können auch eine andere Silbe oder einen anderen Vers oder ein anderes Wort, welches für Sie stimmig ist und in Ihnen resoniert, verwenden. So, nun wird es bisschen spirituell.

Der Klang **OM** ist auch heute noch eine heilige Silbe. Diese soll dem Urklang entsprechen und steht symbolisch auch für die Weltseele. In vielen verschiedenen Philosophien und auch Glaubensrichtungen ist der Klang OM stark verwurzelt.

Das **SO HAM – ICH BIN** Mantra ist nicht an irgendwelche Religionen geknüpft. Es bedeutet lediglich ich bin (das) und lässt sich wunderbar in die Atemtechniken und Übungen integrieren. Das würde dann in etwa so aussehen, dass Sie während der Einatmung den Klang SO und bei der Ausatmung den Klang HAM aussprechen. Dieses Mantra kann die Entspannung neben den Atemtechniken unterstützen und hilft Ihnen, sich auf den Moment und sich selbst zu konzentrieren.

Das Mantra **OM NAMAH SHIVAYA** bedeutet so viel wie "Ich verbeuge mich vor Shiva". Hier ist nicht Shiva als Gottheit gemeint, sondern das Göttliche in Ihnen selbst. Das Wort Shiva ist hier nur stellvertretend. Dieses Mantra ist sehr weit verbreitet und kommt aus dem Hinduismus.

LOKAH SAMASTAH SUKHINIO BHAVANTU ist ein Mantra was dafür steht, dass alle Lebewesen frei und glücklich sein sollen und dass Sie mit Ihren Gedanken, Handlungen und auch Ihren Worten auf der bestmöglichen Weise dazu beitragen. Sie sehen also, dieses Mantra besitzt eine sehr große Grundphilosophie. „Wir sind alle miteinander verbunden und alle eins." Mit Hilfe dieses Mantras wird Ihnen wieder deutlich, dass alle Worte, die Sie verwenden und alle Taten, die Sie ausüben, immer auch zu dem Gemeinwohl beitragen. Es wird also deutlich, wie wichtig die Achtsamkeit und auch das Mitgefühl sind.

Ausgebrochen werden die Mantas während der Atemmeditation so.

OM – (A-U-M)
SO HAM – (SO-HAM)
OM NAMAH SHIVAYA – (A-U-M NAH-MA SHE-VAA-YA)
LOKAH SAMASTAH SUKHINO BHAVANTAU – (LOW-KAH SAH-MOSS-TAH SO-KEE-NO BUH-VAHN-TOO)

Tai-Chi für die bessere Wirksamkeit der Atemtechniken

Bei dem Tai-Chi oder auch Tajiquan genannt, handelt es sich um eine chinesische uralte Kampfkunst, die ursprünglich zur Selbstverteidigung entwickelt wurde. In der heutigen Zeit wird diese Technik allerdings vielmehr als Bewegungstherapie, zur Meditation oder zur Gymnastik eingesetzt. Diese Technik wirkt sich positiv auf die Psyche sowie auf alle Funktionen des vegetativen Nervensystems aus und hilft ebenso beim Stressabbau und psychosomatischen Erkrankungen. Durch die langsame und intensive Atmung wirkt es beruhigend und fördert zudem Ihre Konzentration. Im Mittelpunkt des Tai-Chis stehen sowohl die Körperspannung, bei der Sie lernen, dass Sie nur ganz bestimmte Muskelgruppen anspannen können, die für eine bestimmte Bewegung notwendig sind. Doch auch die Atmung gehört in den Mittelpunkt, sowie die Achtsamkeit. Bei der Durchführung von Tai-Chi geht es nicht um Schnelligkeit oder darum, dass Sie hektisch bestimmte Bewegungen ausführen. Stattdessen geht es eher darum, ganz bewusst und langsam die Übungen durchzuführen und die Wahrnehmung an den eignen Körper sowie dessen Verbindung mit der Umwelt wahrzunehmen und zu verinnerlichen. Für die Durchführung des Tai-Chis gibt es zehn Grundprinzipien.

1. Halten Sie Ihren Kopf stets aufrecht und entspannt.
2. Halten Sie Ihren Rücken schön gerade und nach oben gerichtet, aber halten Sie Ihre Brust zurück.
3. Lassen Sie Ihre Taille schön locker.
4. Verteilen Sie Ihr Gewicht gleichmäßig auf beide Beine.
5. Lassen Sie Ihre Schultern und Ellenbogen locker nach unten hängen.
6. Beachten Sie, dass bei jeder Übung, die Sie durchführen, stets die

Intention, also das (Yi) zählt und nicht die Kraft (Li).

7. Stellen Sie die Koordination von oben bis nach unten her.
8. Beachten Sie Ihre Harmonie von innen und außen.
9. Ihre Bewegungsabläufe sollen immer fließend und nicht stockend oder hektisch sein.
10. Denken Sie daran, Ihre Bewegungsabläufe ruhig auszuführen.

Anschließend noch eine kleine und einfache Übung für Anfänger. Diese können Sie gut mit Ihren Atemtechniken kombinieren. Nehmen Sie die Grundstellung ein.

Die Grundstellung:

1. Stellen Sie sich mit hüftbreiten und geraden Beinen locker hin.
2. Ihre Füße sollten nun parallel zueinander sein und Ihre Zehen nach vorne zeigen.
3. Atmen Sie entspannt und tief ein.
4. Achten Sie nochmals auf eine gerade Haltung. Als kleine Hilfestellung können Sie sich einen Faden vorstellen, der Sie am Kopf weiter nach oben zieht und so in eine gerade Position bringt.
5. Lassen Sie ihre Schultern entspannt und nach unten hängen.
6. Auch Ihre Arme sollten nach unten hängen. Hierbei sollten ihre Hände nicht gestreckt sein. Stattdessen sind sie ganz entspannt und rund.

Die Übung:

1. Nun beugen Sie als Erstes leicht Ihre Knie. Achten Sie darauf, dass Ihr Stand weiterhin ausbalanciert und sicher ist.
2. Jetzt führen Sie Ihre Arme so nach vorne, als würden Sie einen imaginären Ball zwischen ihren Händen halten. Ihre Arme sollten nun einen leichten Kreis, nach vorne, vor Ihrem Bauch einnehmen.
3. Während Sie jetzt einatmen, führen Sie Ihre Arme ein Stück weiter nach oben bis auf die Höhe der Brust. Ihre Handgelenke hängen nun

locker und entspannt nach unten. Stellen Sie sich vor, Sie würden diese Übung unter Wasser gegen den Widerstand des Wassers durchführen. Strecken Sie währenddessen Ihre Beine.

4. Sind Ihre Arme auf der Höhe der Schulter angekommen, gleiten diese zusammen mit der Ausatmung wieder nach unten. Ihre Handgelenke werden hierbei nach oben gedrückt, so, als würden Sie durch den Widerstand des Wassers automatisch nach oben gedrückt werden. Zeitgleich beugen Sie wieder Ihre Knie ein und gehen zurück in Ihre Ausgangsposition.

Achten Sie darauf, dass die Bewegungsabläufe langsam und fließend sind.

Geführte Visualisierungen für eine bessere Entspannung und leichtere Atmung

Durch geführte Visualisierungen können Sie während den Atemtechniken, sobald Sie diese beherrschen, eine größere Entspannung und somit einen größeren Stressabbau erreichen. Alles was Sie erleben, hat auch immer Einfluss auf Ihr Wohlbefinden. Genauso ist es also auch mit der Anspannung und der Entspannung. Die Neurobiologie hat bereits herausgefunden, dass auch die Gedanken direkte Auswirkungen auf Gefühle und das Wohlbefinden haben. Daher ist es auch möglich, sich mit Hilfe der Gedanken bestimmte Situationen vorzustellen und mit den Visualisierungen einen direkten Einfluss auf Ihre Entspannung zu nehmen. Am Anfang wird Ihnen diese Visualisierung mit Sicherheit noch nicht ganz leichtfallen. Doch sobald Sie sich voll und ganz darauf einlassen, werden Sie merken, wie leicht es doch eigentlich geht und wie entspannend es tatsächlich ist. Damit Sie es nun schaffen, dieses autogene Training für sich noch effektiver zu gestalten, sollten Sie sich innere Bilder vorstellen. So gelingt es Ihnen leichter auch in Ihren Gedanken zu „versinken". Die nachfolgenden Visualisierungen sind nur Beispiele. Sie können sich im Grunde alles Mögliche vorstellen. In Kombination mit verschiedenen Atemtechniken können Sie in einen tiefen Zustand der Entspannung kommen. Es kann am Anfang jedoch sein, dass Sie diesen Zustand noch nicht erreichen. Bleiben Sie am Ball. Je routinierter Sie in Ihren Atemtechniken sind und je öfter Sie diese und die Visualisierungen durchgeführt haben, desto besser wird es Ihnen gelingen.

Visualisierung für mehr Ruhe

Im Rahmen dieser Übung stellen Sie sich am besten schöne Wolken vor, die langsam am Himmel vorbeiziehen. Stellen Sie sich dieses Bild so vor, wie es laut Ihrer Empfindungen perfekt aussehen würde. Legen Sie jetzt alles, was Sie an dem jeweiligen Tag belastet hat, seien es Sorgen, Ärger oder andere Spannungen, auf diese Wolken. Beobachten Sie diese, wie Sie über Ihnen vorbeiziehen und all Ihre Belastungen mit sich nehmen. Es folgt die Entspannung und die Losgelassenheit.

Sie können sich hierfür allerdings auch einen Berg vorstellen. Einen großen und massiven Berg, der unerschütterlich dort steht und dem nichts etwas anhaben kann. Fühlen Sie sich wie der Berg und gelangen Sie zu mehr Ruhe.

Eine weitere Visualisierung für mehr Ruhe ist ein schöner Vogel, der am Himmel seine Kreise zieht. Frei und losgelöst vom Boden. Lassen Sie diese Ruhe und Losgelassenheit auf sich übergehen.

Visualisierungen für Schwere-Übungen

Für diese Übung stellen Sie sich vor, dass Sie wie ein schöner und großer Stein sind. Dieser Stein liegt in einer wunderschönen Landschaft schwer und tief im Boden.

Sie können sich auch vorstellen, dass Sie wie ein großer Fels in der Brandung sind. Sie liegen dort unerschütterlich und ruhig in der Brandung während des Sonnenuntergangs.

Eine weitere Möglichkeit ist, dass Sie sich vorstellen, wie Sie auf einen großen Berg wandern und merken, wie Ihre Arme und Ihre Beine immer schwerer werden.

Visualisierungen für Wärme-Übungen

Für diese Wärme-Übung können Sie sich zum Beispiel vorstellen, dass Sie in einer schönen Landschaft im Sand liegen. Dies kann zum Beispiel auch am Strand sein. Sie liegen dort in völliger Ruhe und spüren die Sonne und um Sie herum. Spüren Sie den schön warmen Sand.

Alternativ können Sie sich vorstellen, dass Sie auf einer Sommerwiese liegen. Sie hören die Vögel und ansonsten herrscht völlige Ruhe. Sie spüren die warme Sonne auf Ihrer Haut und wie die Wärme durch den gesamten

Körper dringt.

Visualisierungen für Atem-Übungen

Für die Visualisierungen für Ihrem Atem können Sie sich vorstellen, dass Sie am Strand liegen. Sie hören die Wellen, wie diese sich immer hin und her rollen. Ihr Atem passt sich den Wellenbewegungen an.

Alternativ können Sie sich vorstellen, dass Sie ein großer Baum sind, dessen Wurzeln tief in das Erdreich verwurzelt sind. Der warme Wind lässt die Äste und Blätter bewegen. Passen Sie hier auch wieder Ihren Atem an den Wind an.

Visualisierungen für Herz-Übungen

Stellen Sie sich vor, wie Sie sich an einen Baumstamm lehnen. Sie spüren, wie von dem Stamm die Energie ausgeht und wie er pulsiert. Spüren Sie auch, wie sich Ihr Herz anpasst und es immer gleichmäßiger und ruhiger schlägt.

Visualisierungen für Sonnengeflecht-Übungen

Stellen Sie sich vor, wie Sie in der Natur in der Sonne liegen. Die warmen Sonnenstrahlen treffen auf Ihre Haut und wärmen Ihren Bauch.

Sie können auch die Hände auf den Bauch legen. Spüren Sie hierbei, wie von Ihren Händen die Wärme ausgeht und diese sich in Ihrem gesamten Bauchraum ausbreitet.

Visualisierungen für Stirnkühl-Übungen

Stellen Sie sich vor, wie Sie am Meer sind. Die frische Meeresluft weht Ihnen um den Kopf und kühlt Ihre Stirn. Sie spüren, wie diese immer kühler wird und Ihr Kopf immer freier wird.

Alternativ können Sie sich auf vorstellen, wie Sie im tiefsten Winter in einer schönen Landschaft spazieren gehen. Der Wind bläst Ihnen die kalte Luft um den Kopf und kühlt Ihre Stirn.

Die richtige Atmung beim Sport

Nicht nur während der Meditation oder bei der Durchführung der verschiedenen Atemtechniken ist die richtige Atmung unabdingbar. So ist das richtige Atmen vor allem auch beim Sport wichtig, damit Sie keinen Sauerstoffmangel oder die gut bekannten Seitenstiche bekommen. Sie können sich die Atmung vorstellen wie eine Brücke, die Ihren Kopf mit Ihrem Körper verbindet. Das Atmen beeinflusst also nicht nur die Leistung, die Sie erbringen, sondern eben auch Ihre Psyche. Damit Sie beim Joggen ausreichend viel Sauerstoff bekommen, galt eine Zeit lang, dass ein bestimmter Atemrhythmus genau hierfür sorgt. Als kleines Beispiel könnte dieser Rhythmus in etwa so aussehen: Sie atmen für zwei Schritte ein und für drei Schritte wieder aus. Auch galt und gilt bei manchen nach wie vor, dass man am besten durch die Nase einatmet und durch den Mund wieder ausatmet. Doch, wenn man die breite Masse der Jogger befragt, stellt sich eher heraus, dass jeder seine eigene Art und Weise, seinen eigenen Rhythmus hat und eher Probleme bekommt, wenn dieser sich an eine bestimmte Schritt-/Atemfolge halten soll. Auffallend jedoch ist, dass viele der Jogger und Läufer zu flach atmen. Sie atmen nur per Brustatmung, sodass sie nicht ihr gesamtes Lungenvolumen nutzen können.

Sie kommen hier lediglich auf etwa 50 Prozent. Auch atmen viele durch die Nase ein, was natürlich vor allem in der Winterzeit den Vorteil hat, dass die Luft vorgewärmt wird. Hinzu kommt, dass die eingeatmete Luft durch die Nase gefiltert, befeuchtet und gereinigt wird, was vor allem bei Pollen positiv ist. Doch durch die Nase können Sie nur einen geringen Teil Ihres gesamten Luftvolumens einatmen. Im Gegensatz zu der Brustatmung können Sie es mit der Bauchatmung schaffen, mehr Luft und damit mehr Sauerstoff einzuatmen. Der Grund hierfür ist, dass das Zwerchfell der größte Atemmuskel ist, den Sie haben. Mit der Zwerchfellatmung können Sie Ihr gesamtes

Lungenvolumen nutzen und somit geraten Sie auch beim Laufen, wenn Sie per Bauchatmung atmen, nicht so schnell in einen Sauerstoffmangel. Um Ihre Atemmuskulatur zu stärken, bietet es sich zum Beispiel an, regelmäßig Luftballons aufzupusten.

Dies stärkt ganz gezielt Ihre Atemmuskulatur. Ebenso bietet es sich an, die tiefe Bauchatmung separat zu trainieren. Also nicht unbedingt nur dann, wenn Sie gerade am Joggen sind. Vor allem die, die erst einsteigen, was das Joggen betrifft, haben sehr häufig Probleme mit Seitenstichen. Jeder wird sie kennen. Die leichten bis starken, krampfhaften Stiche, die unterhalb des letzten Rippenbogens auftreten. Mal kommen diese Stiche links und mal rechts. Warum allerdings vor allem die Einsteiger das Problem mit den Seitenstichen haben, ist noch nicht ganz geklärt. Allerdings wird vermutet, dass es an der ungewohnten Belastung und der Irritation des Zwerchfells, sowie der ungenügenden Durchblutung, liegt.

Auch können die Seitenstiche durch Sprechen während des Laufes auftreten. Das Sprechen stört Ihren Atemrhythmus, was ebenso Ihr Zwerchfell belasten kann, wodurch die Seitenstiche begünstigt werden. Eine andere Vermutung ist, dass es an den beim Laufen weniger durchbluteten inneren Organen liegt. Vor allem die Leber und die Milz treten hier in den Vordergrund. Die Durchblutung bzw. der Blutfluss werden umgelenkt in die arbeitende Muskulatur. Ebenso sollen sich die Organe, welche deutlich schmerzempfindlich sind und an der bindegeweblichen Struktur aufgehängt sind, „verformen". Dies würde zumindest erklären, weshalb Seitenstiche vor allem und schneller mit einem vollen Magen auftreten. Sie sollten daher vor dem Joggen etwa zwei Stunden nichts mehr gegessen haben. Sobald Sie die Seitenstiche bei sich bemerken, fahren Sie das Tempo runter, drücken Ihre Hand mit Druck auf die jeweilige Stelle und atmen Sie gleichmäßig und tief in Ihren Bauch hinein.

Persönlicher Erfahrungsbericht

Natürlich habe auch ich die positiven Auswirkungen der Atemtechniken schon nach recht kurzer Zeit bemerkt. Anfänglich noch recht misstrauisch habe ich dann doch meine Vorurteile endgültig über Bord geworfen. Ich habe einen sehr stressigen Beruf, bei dem es auf die Zeit ankommt. Das ständige Hin- und Hergehetze sowie der ewige Spagat zwischen Arbeit und Privatleben, ist in manchen Fällen eine echte Meisterleistung. Der Stress hat damals bei mir Überhand gewonnen und alles wurde nur noch schlimmer. Ich habe mich selbst immer mehr unter Druck gesetzt, da ich die Anforderungen nicht mehr so erfüllen konnte, wie man es von mir erwartete. Ich war schnell schlecht gelaunt, zu stressempfindlich und auch die körperlichen Auswirkungen haben mir das Leben schwerer gemacht, als es hätte sein müssen.

Zum Glück hat mich damals eine gute Freundin auf dieses Thema aufmerksam gemacht, sodass ich mich hiermit eindringlich auseinandergesetzt und natürlich selbst ausprobieren konnte. Was soll ich sagen: Am Anfang war das natürlich alles noch ungewohnt und bei so manchen Atemtechniken habe ich mich auch etwas komisch gefühlt. Sobald ich mich jedoch darauf eingelassen habe und ich mich an die Techniken gewöhnt habe, waren die eine echte Erholung für mich. Ich habe damit angefangen mein morgendliches Ritual so aufzubauen, dass ich gleich morgens nach dem Aufstehen meine Übungen gemacht habe. Anschließend habe ich wie sonst auch meinen Ablauf durchgeführt und bin dann ab zur Arbeit. In der Mittagspause habe ich mir nochmal, je nach Bedarf, die Zeit genommen und auch dort meine Atemtechniken durchgeführt. Das hat mir vor allem in den stressigen Situationen sehr geholfen. Meine Stressanfälligkeit lies nach und ich konnte mich deutlich besser konzentrieren. Auch meine Stimmung hat sich dadurch allgemein verbessert. Hin und wieder mache ich sogar vor dem Schlafengehen für zehn Minuten meine Atemübungen. Mein Schlaf hat sich verbessert, er ist viel erholsamer und ich schlafe schneller ein und auch meine Verspannungen haben nachgelassen. Meine Erfahrungen mit den Atemtechniken sind demnach durch und durch positiv. Ich kann es nur jedem empfehlen, es selbst auszuprobieren. Wie schon erwähnt, ist es am Anfang etwas komisch, doch nach einer kurzen Gewöhnungsphase werden auch Sie die positiven Eigenschaften, die mit den Atemtechniken einhergehen, bei sich selbst bemerken. Probieren Sie es am besten direkt aus, achten Sie auf eine ruhige und nicht störende Umgebung und tun Sie Ihrem Geist und auch Ihrem Körper etwas Gutes.

Fazit

Nachdem Sie dieses Buch gelesen haben, wissen Sie nun worauf es bei der richtigen Atmung ankommt und was eine dauerhaft falsche Atmung verursachen kann. Nutzen Sie dieses Wissen für sich und Ihren Körper, um diese Probleme zu umgehen. Regelmäßig durchgeführt, werden Sie bereits nach nicht allzu langer Zeit die ersten Erfolge und die ersten Fortschritte bei sich bemerken. Sind Sie am Anfang noch recht unsicher und können sich nicht so recht entspannen, versuchen Sie es erst einmal mit einer etwas leichteren Atemübung. Fangen Sie also erstmal klein an, bevor Sie mit den etwas schwierigeren Atemtechniken oder der Atemmeditation anfangen. Sollten Ihre Gedanken vor allem bei den Atemmeditationen immer wieder auf Abwege gehen, können Sie sich auch ein Mantra oder eine Visualisierung zur Hilfe nehmen.

So haben Sie etwas, worauf Sie sich besser konzentrieren können und so gelingt auch die Atemmeditation besser und vor allem einfacher. Sie sollten es schaffen, dass nicht nur zu Hause Ihre Atmung wieder normal ist, sondern auch bei der Arbeit oder in stressigen Situationen, sollten Sie immer wieder darauf achten, ob Sie wieder sehr flach atmen oder ob Sie richtig per Vollatmung atmen. Natürlich wird Ihnen das nicht sofort und dauerhaft im Alltag gelingen. Allerdings ist es sehr hilfreich, wenn Sie sich immer wieder bei sich selbst rückversichern und überprüfen wie Sie jetzt in diesem Augenblick atmen. Für eine bessere Gelassenheit, die sich natürlich unweigerlich auch auf Ihre Atmung auswirkt, sollten Sie sich zudem in der Achtsamkeit und dem Gleichmut üben. Schaffen Sie dies, wird es Ihnen in zahlreichen anderen Lebenslagen weiterhelfen. Beginnen Sie also gleich jetzt, Sie haben nichts zu verlieren, sondern nur zu gewinnen.

Wir danken Ihnen für Ihr Interesse und Ihr Vertrauen. Als Dankeschön dafür, haben wir eine besondere Überraschung. Sie möchte innere und äußere Balance erlangen? Dann haben wir genau das richtige für Sie: **Einen Guide zur inneren & äußeren Balance**. Das Beste: Sie erhalten diese vollkommen kostenlos. Das klingt wunderbar? Dann warten Sie nicht lange und holen Sie sich Ihr Gratis-Geschenk.

Hier geht es zu Ihrem Gratis-Geschenk:

https://forms.gle/mDuLAyX7FPWiYuwK7

1. **Öffnen Sie die Kamera-App auf Ihrem Smartphone und richten Sie die Kamera auf den QR-Code.**
2. **Klicken Sie auf den Link, der Ihnen angezeigt wird und schon werden Sie zur Website weitergeleitet.**

Impressum

Herausgeber: Orbita Media Verlag GmbH & Co. KG / Ericusspitze 4 / 20457 Hamburg
Kontakt: kontakt@empireofbooks.de
Website: https://empireofbooks.de
Coverbild: Shutterstock

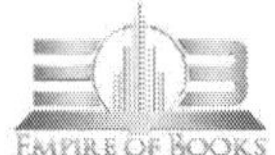

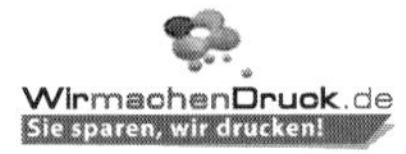